# 您不知道的
# 美容养颜小偏方

|主 编 柴瑞震|

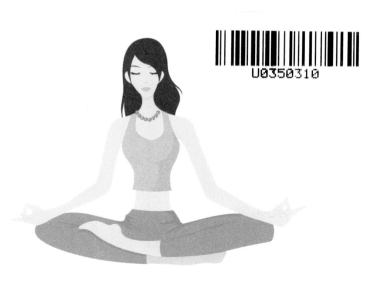

江西科学技术出版社

# 图书在版编目（CIP）数据

您不知道的美容养颜小偏方 / 柴瑞震主编. -- 南昌:
江西科学技术出版社, 2014.4（2020.8重印）

ISBN 978-7-5390-5003-4

Ⅰ.①您… Ⅱ.①柴… Ⅲ.①美容－土方－汇编
Ⅳ.①R289.5

中国版本图书馆CIP数据核字(2014)第045269号
国际互联网（Internet）地址：
http：//www.jxkjcbs.com
选题序号：KX2014017
图书代码：D14023-102

**您不知道的美容养颜小偏方**　　　　　　　　　　　　　　柴瑞震　主编
NIN BUZHIDAO DE MEIRONGYANGYAN XIAOPIANFANG

| | | |
|---|---|---|
| 出　版 | 江西科学技术出版社 | |
| 社　址 | 南昌市蓼洲街2号附1号 | |
| | 邮编：330009　电话：（0791）86623491　86639342（传真） | |
| 印　刷 | 永清县晔盛亚胶印有限公司 | |
| 项目统筹 | 陈小华 | |
| 责任印务 | 夏至寰 | |
| 设　计 | 松雪图文 SONGXUE TUWEN　王进 | |
| 经　销 | 各地新华书店 | |
| 开　本 | 787mm×1092mm　1/16 | |
| 字　数 | 260千字 | |
| 印　张 | 16 | |
| 版　次 | 2014年4月第1版　2020年8月第2次印刷 | |
| 书　号 | ISBN 978-7-5390-5003-4 | |
| 定　价 | 49.00元 | |

赣版权登字号：-03-2014-56

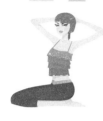
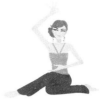

# 目录 CONTENTS

## Part 1

### 美丽由内而外，要想美，先内调

## Part 2

# 肤如凝脂，洁白无瑕
## ——护肤小偏方

## Part 3

# 亭亭玉立，婀娜多姿
## ——塑造"S"形身材小偏方

## Part 4

### 明眸皓齿，纤纤手足
#### ——眼睛、牙齿、手部、足部护理小偏方

# Part 5

## 盈盈青丝，水润柔滑
——头发护理小偏方

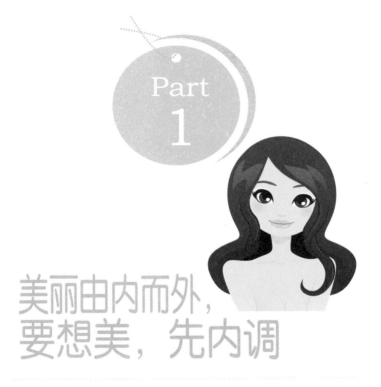

# Part 1

## 美丽由内而外，
## 要想美，先内调

做女人，想要拥有明眸皓齿、花颜雪肤，最根本的方法就是让气血活起来，只有当气血在身体里流动时，动人的光泽才会尽显在脸上。当然，这一切都需要有健康的脏腑作为后盾，所以，补脾、强肾、润肺、健脾、调理子官……这些都是女人必须要做的美容功课。该部分推荐了一系列有效的民间食疗偏方，女性朋友可自主选择并持之以恒地使用，一定会让您由内而外地美丽。

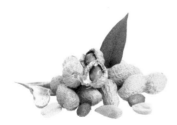
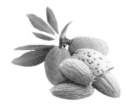

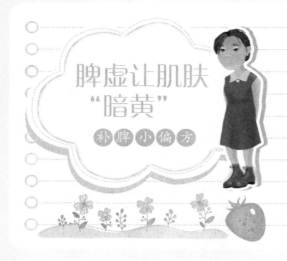

脾虚让肌肤"暗黄"

补脾小偏方

脾气健则水谷精微得以输布，脾虚会让肌肤变得暗黄。因此，调理脾胃，滋养后天，是人们保持身体健康的根本。利用安全的民间偏方来调理脾胃，则是最方便、最有效，亦是最让人享受的方法。

## 扁豆茯苓饮

【来源】民间偏方

🍵 **材料** | 扁豆20克，茯苓20克，炒薏苡仁20克

扁豆

茯苓

炒薏苡仁

🍲 **做法** | 将扁豆、茯苓、炒薏苡仁分别冲洗一遍，加适量清水煎煮半小时左右即可服用。

🧴 **用法** | 早晚各服1次。

🥄 **功效** | 扁豆益气健脾，茯苓、薏苡仁利湿止泻。本方适于气虚体弱、脾胃不和、食欲不振、大便稀薄的患者食用。

## 扁豆板栗粥

【来源】民间偏方

🍵 **材料** | 扁豆12克，板栗10克，粳米80克

🍵 **调料** | 红糖

扁豆

板栗

粳米

🍲 **做法** | 扁豆洗净，板栗剥壳，粳米洗净浸泡半小时，三者共同煮粥，待粥熟时加入适量红糖，待其融化后即可服用。

🧴 **用法** | 每日1次。

🥄 **功效** | 本方健脾止泻、化湿止带，适于脾虚泄泻、形瘦乏力的患者食用。

# 茯苓山药大枣粥

【来源】民间偏方

**材料**　莲子、枸杞、茯苓各20克，大枣10克，山药50克，粳米50克

**调料**　红糖适量

**做法**　莲子洗净泡发；大枣去核，与茯苓、山药、枸杞、粳米同煮成粥，加适量红糖调味即可。

**用法**　分3次佐餐食用。

**功效**　茯苓利水去湿、补脾益胃，与山药、大枣同用，药性平和，滋补脾胃，除湿止泻功效更显著。本粥适于面色萎黄、疲倦乏力、少气懒言、食欲不振、食后腹胀、大便溏薄、舌淡苔白、脉缓弱等脾气虚弱的患者食用。

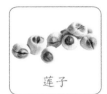
莲子

枸杞

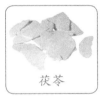
茯苓

大枣

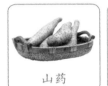
山药

粳米

# 香菇煮鲫鱼

【来源】民间偏方

**材料**　香菇15克，鲫鱼1条，白萝卜50克，香菜30克，枸杞20克

**调料**　姜片、葱段、料酒、盐各适量

**做法**　将鲫鱼洗净；香菇洗净、去蒂，切成丝；白萝卜去皮切成丝；锅置火上，放入鲫鱼、香菇、萝卜丝，加入适量清水，煮至鲫鱼将熟时放入香菜、姜片、葱段、料酒、盐调味，共煮至熟即可。

**用法**　每日佐餐食用。

**功效**　鲫鱼补气健脾，香菇和胃益肾。本方适于身体虚弱、脾胃亏损、饮食不思、倦怠无力的患者食用。

香菇

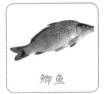
鲫鱼

白萝卜

香菜

枸杞

# 桂枣山药汤
【来源】民间偏方

材料 | 红枣12颗，山药300克，桂圆肉20克

调料 | 白糖15克

红枣　　　山药　　　桂圆肉

做法 | 将红枣洗净去核，泡软；山药去皮、洗净，切丁。一同放入清水中，煮至熟软，放入桂圆肉，加白糖调味。待桂圆肉煮至散开，即可关火盛出食用。

用法 | 佐餐食用。

功效 | 山药补脾和胃，红枣补益气血、健脾胃。本方适于脾虚无力、脸色萎黄的患者食用。

# 三七人参煲鸡汤
【来源】民间偏方

材料 | 鸡肉250克，人参8克，三七10克

调料 | 盐、开水各适量

鸡肉　　　人参　　　三七

做法 | 鸡肉洗净、斩块，人参切厚片，三七洗净捣碎。将三者一同放入炖盅内，加适量开水，将炖盅放锅内用小火隔水炖2小时，加盐调味即可。

用法 | 佐餐食用。

功效 | 本方温补脾肾、活血化瘀，适于脾肾阳虚所致的慢性肾衰竭、面色苍白、唇色发暗、全身乏力、四肢酸困、纳呆食少的患者食用。

# 山药面
【来源】《圣济总录》

材料 | 干山药、白术各30克，人参3克

调料 | 面粉500克

干山药　　　白术　　　人参

做法 | 将山药、白术、人参研成细粉；加入面粉、清水揉成面团，然后擀薄、切成片，放入锅中煮熟即可食用。

用法 | 可当作主食。

功效 | 山药、白术健脾利湿，人参大补元气。本方适于脾胃虚弱、不思饮食、大便泄泻、疲倦无力的患者食用。

# 鸡内金煮山药

【来源】民间偏方

**材料** ｜ 鸡内金9克，山药30克，蜂蜜15克

 鸡内金　 山药　 蜂蜜

**做法** ｜ 山药、鸡内金用清水冲洗干净，放入锅中，加入适量清水煎煮，去渣取汁，调入蜂蜜即可饮用。

**用法** ｜ 日服1次。

**功效** ｜ 本方补益脾胃、消积化滞。适用于食欲不振、消化不良症的患者食用。

# 当归羊肉汤

【来源】民间偏方

**材料** ｜ 当归30克，生姜30克，羊肉500克

**调料** ｜ 盐适量

 当归　 生姜　 羊肉

**做法** ｜ 将当归、生姜洗净切片；羊肉切块，焯去血水捞出备用。砂锅内加清水，将羊肉、当归和姜片放入锅中，大火烧沸，打去浮沫，改用小火炖1.5小时至羊肉熟烂，加盐调味即可。

**用法** ｜ 喝汤食肉，每周2次。

**功效** ｜ 羊肉、生姜性温热，能补益阳气；当归则能补血活血、温通经络。

# 羊肉炖白萝卜

【来源】民间偏方

**材料** ｜ 生姜适量，白萝卜100克，羊肉200克

**调料** ｜ 料酒、盐各适量

 生姜　 白萝卜　 羊肉

**做法** ｜ 将羊肉洗净切块，放入盛有沸水的锅内，焯去血水；生姜洗净切片；白萝卜洗净切块。将白萝卜块、姜片与羊肉一起置于锅中，加入适量清水、料酒，大火煮沸后改用小火炖至熟烂，加盐调味即可食用。

**用法** ｜ 佐餐食用。

**功效** ｜ 本方补脾胃、益肺肾，适宜脾虚的患者食用。

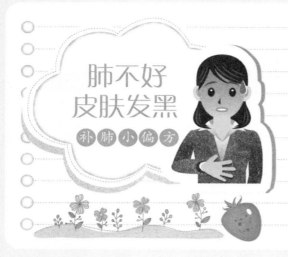

中医有"肺为水之上源"的说法，一旦肺热或肺寒，宣发萧降功能失调，人的机体运行就会受阻，导致人体生病，最典型的症状就是咳嗽。此外，肺不好还会使人皮肤发黑，令女性失去光彩。因此，在日常生活中，人们可以运用药膳偏方来调养自己的肺脏，以保身体健康，让肌肤白嫩如雪。

## 百合大米粥

【来源】民间偏方

🥣 **材料** ｜ 百合60克，大米250克

🥣 **调料** ｜ 白糖100克

百合

大米

🍲 **做法** ｜ 大米淘洗干净；百合洗净，与大米一同放入锅内，先用大火烧沸，再改用小火煨熬，待百合与大米熟烂时，加入白糖拌匀即成。

🧴 **用法** ｜ 早晚服食。

🥄 **功效** ｜ 本方具有润肺止咳、清心安神的功效。适于肺痨久咳、咳痰唾血、神志恍惚、虚烦惊悸的患者食用。

## 杏仁薄荷粥

【来源】民间偏方

🥣 **材料** ｜ 杏仁30克（去皮尖），鲜薄荷10克，粳米50克

杏仁

鲜薄荷

粳米

🍲 **做法** ｜ 粳米洗净，浸泡半小时；将杏仁放入沸水中煮至七分熟，下入粳米同煮，粥快熟时，加入鲜薄荷，稍煮即可。

🧴 **用法** ｜ 早晚服食。

🥄 **功效** ｜ 本方具有宣肺散寒、化痰平喘的功效。

## 南瓜盅

【来源】民间偏方

材料 | 南瓜500克，蜂蜜10克
调料 | 姜汁适量

南瓜　蜂蜜

做法 | 将南瓜切开顶盖，除去瓤、子，放入姜汁、蜂蜜，盖上顶盖，用竹签固定，隔水炖2小时即成。

用法 | 每日分2次食用。

功效 | 南瓜润肺益气、化痰排脓，蜜蜂滋阴润肺。本方具有补肺肾、止咳喘的功效。

## 鲜藕枇杷汤

【来源】民间偏方

材料 | 鲜藕100克，百合、枇杷各30克
调料 | 白糖适量

鲜藕　百合　枇杷

做法 | 将鲜藕去皮、节洗净，切片；枇杷去皮、核，与百合同放锅中，大火煮沸后转小火炖至烂熟，加白糖调味即可。

用法 | 早晚服食，可长期服用。

功效 | 藕清热生津，百合滋阳润肺，枇杷润肺、止咳、化痰。本方具有滋阴润肺、清热止咳的功效。

## 冰糖蒸雪梨

【来源】民间偏方

材料 | 雪梨1个
调料 | 冰糖适量

冰糖　雪梨

做法 | 将雪梨洗净去皮、核，切成小块，取1个碗，将雪梨块装入碗中，加入适量水，放入冰糖，大火隔水蒸10分钟后取出即可食用。

用法 | 早晚各服1次。

功效 | 本方具有健脾祛痰、清肺润肺的功效。

# 苹果胡萝卜饮 ————————————————● 【来源】民间偏方

**材料** | 苹果500克，枸杞叶100克，胡萝卜300克

**调料** | 蜂蜜、冷开水各适量

苹果　枸杞叶　胡萝卜

**做法** | 将苹果、胡萝卜均洗净，切成小块，与枸杞叶一同放入果汁机内榨取汁液，再加冷开水与蜂蜜调味即成。

**用法** | 每日3次，每次30毫升，连服5剂。

**功效** | 本方具有补肺滋阴、清热止咳的功效，经常饮用对肺部有很好的保养作用，还可美容养颜。

# 半夏山药汁 ————————————————● 【来源】民间偏方

**材料** | 清半夏30克，山药30克

**调料** | 白糖适量

清半夏　山药

**做法** | 将山药研末；将半夏煎煮，去渣、取汁，调入山药末，煮沸，加白糖拌匀，空腹食用。

**用法** | 早晚各服1次。

**功效** | 山药健脾益气，半夏祛痰、降逆止呕。本方滋阴润肺，还可辅助治疗湿痰咳嗽、恶心呕吐等症。

# 黑豆红枣煲鳝鱼 ————————————————● 【来源】民间偏方

**材料** | 鳝鱼250克，黑豆、红枣各100克

**调料** | 盐、食用油各适量

鳝鱼　黑豆　红枣

**做法** | 先将鳝鱼去肠脏，洗净切段，放入油锅中用小火略煎。然后将鳝鱼放入瓦煲中，红枣去核，与洗净的黑豆一起入瓦煲，加适量的水，用小火煲3小时，加盐调味即可食用。

**用法** | 佐餐食用，每日1～2次。

**功效** | 本方补脾益气、滋阴润肺，适于脾虚体弱、烦躁不安的患者食用。

# 马蹄银耳胡萝卜汤

【来源】民间偏方

🦞 **材料** | 马蹄150克，银耳50克，胡萝卜100克，鸡蛋1个，去心莲子20克，枸杞10克

🍊 **调料** | 白糖适量

🍲 **做法** | 鸡蛋煮熟去壳，备用；马蹄去皮切成块；胡萝卜去皮切成片；莲子、银耳泡发备用。锅中加入适量清水，下入莲子、银耳约煮10分钟后，加入胡萝卜片、鸡蛋、马蹄块、枸杞同煮约15分钟后加白糖调味即可。

🧂 **用法** | 佐餐食用。

🎵 **功效** | 本方具有养阴清热、润肺除燥、增进食欲的功效。

马蹄

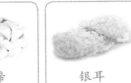
银耳

胡萝卜

鸡蛋

莲子（去心）

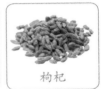
枸杞

# 甲鱼川贝汤

【来源】民间偏方

🦞 **材料** | 甲鱼1只，川贝5克，花椒20克，鸡汤200克，枸杞20克

🍊 **调料** | 料酒、姜、葱、盐各适量

🍲 **做法** | 甲鱼洗净切块，放入蒸锅中。加入川贝、料酒、盐、花椒、枸杞、姜、葱、适量鸡汤，入蒸锅蒸1小时即可。

🧂 **用法** | 佐餐食用。

🎵 **功效** | 中医认为，甲鱼有滋阴凉血的功用，治久疟、久痢、崩漏带下、瘰疬等症；川贝润肺止咳。本方有滋阴补肺、止咳化痰的功效。

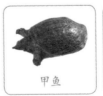
甲鱼

川贝

花椒

鸡汤

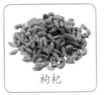
枸杞

# 淮山猪肚汤

【来源】民间偏方

🍊 **材料** | 猪肚500克，淮山100克，红枣8颗，莲子100克，百合50克，枸杞30克

🍶 **调料** | 盐5克，味精适量

🍲 **做法** | 猪肚用开水烫片刻，刮除黑色黏膜，洗净切块；淮山用清水洗净；莲子去心泡发。将所有材料放入砂煲内，加适量清水，大火煮沸后改用小火煲2小时，加入盐和味精调味即可。

🥡 **用法** | 佐餐食用。

🎵 **功效** | 山药、猪肚均可健脾益气，本方适于脾虚腹泻、食欲不振、面色萎黄的患者食用。

猪肚

淮山

红枣

莲子

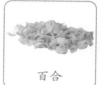
百合

枸杞

# 虫草花党参瘦肉汤

【来源】民间偏方

🍊 **材料** | 瘦肉300克，百合、莲子、虫草花、党参、枸杞各少许

🍶 **调料** | 盐、鸡精各3克

🍲 **做法** | 瘦肉洗净，切小块、氽水；虫草花、党参、枸杞均洗净，用水浸泡；锅中注水烧沸，放入瘦肉块、虫草花、党参、百合、莲子、枸杞小火炖煮；2小时后放入盐和鸡精调味，起锅装入炖盅即可。

🥡 **用法** | 佐餐食用。

🎵 **功效** | 党参可补气健脾，枸杞滋阴润肤，虫草花清热解毒。本方适于脾胃虚弱、食欲不振的患者食用。

瘦肉

百合

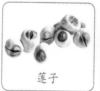
莲子

虫草花

党参

枸杞

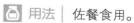

# 麦冬炖猪肚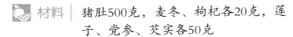

【来源】民间偏方

**材料**｜猪肚500克，麦冬、枸杞各20克，莲子、党参、芡实各50克

**调料**｜生姜10克，盐5克，味精、胡椒粉各2克

**做法**｜猪肚洗净，入锅中煮熟后捞出；莲子、党参、芡实均洗净；生姜切片；将煮熟的猪肚切成条状，再装入煲锅中，加入麦冬、莲子、党参、芡实、枸杞、姜片，中火煲1小时后，加入调味料即可。

**用法**｜佐餐食用。

**功效**｜麦冬滋阴生津、润肺止咳、清心除烦；猪肚健脾益气，具有治虚劳羸弱、泄泻、下痢、消渴、小便频数、小儿疳积的功效。

猪肚

麦冬

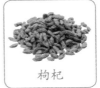
枸杞

莲子

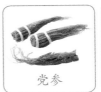
党参

芡实

# 莲子百合芡实排骨汤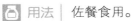

【来源】民间偏方

**材料**｜排骨200克，莲子、芡实、百合、枸杞各适量

**调料**｜盐3克

**做法**｜排骨洗净，斩件，汆去血水；莲子去皮、心，洗净；芡实洗净；百合洗净泡发；将排骨、莲子、芡实、百合、枸杞放入砂煲，注入清水，大火烧沸，转小火煲2小时，加盐调味即可。

**用法**｜佐餐食用。

**功效**｜莲子、芡实均可健脾止泻，百合滋阴益气。本方适于脾虚食少、便稀腹泻的患者食用。

排骨

莲子

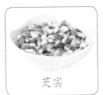
芡实

百合

枸杞

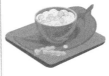

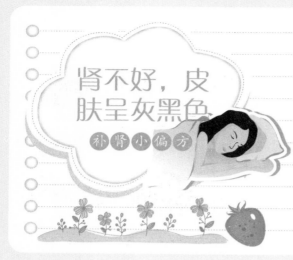

肾主藏精，肾的精气盛衰，关系到生殖和生长发育的能力。肾脏所藏之精来源于先天，充实于后天，所以我们一定要好好养护自己的肾脏。在日常生活中，许多的药材、食材都能起到补肾的作用，配伍煮成药膳食用是一个非常不错的补肾方法。

## 金樱子膏

【来源】民间偏方

**材料** | 金樱子100克，蜂蜜200克

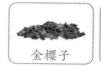
金樱子

蜂蜜

**做法** | 先将金樱子洗净，加水熬煮2小时，沥出汤后再加水煮，如此4次，取汁。将4次药汁放在一起，继续熬煮蒸发，由稀转浓，加入蜂蜜拌匀即可。

**用法** | 早晚服食，可直接服用，也可加温开水冲服。

**功效** | 本方补肾益精。适于肾气亏虚引起的梦遗滑精、遗淋白浊、小便不禁、女子带下，并伴有眩晕、失眠、盗汗的患者食用。

## 板栗冰糖粥

【来源】民间偏方

**材料** | 板栗、粳米各100克，冰糖10克

板栗

粳米

冰糖

**做法** | 将板栗去壳取肉，切碎；将粳米淘洗干净后放入锅内，加清水、板栗碎，用大火烧开，加入冰糖熬煮成粥即可。

**用法** | 早晚分食。

**功效** | 板栗养胃健脾、补肾强筋、活血止血；冰糖清热润肺。本方补肾气、厚肠胃，对肾虚引起的牙齿不固有良好疗效。

# 枸杞山药粥

【来源】民间偏方

🍲 **材料** | 大米100克，山药、枸杞各50克

 大米
 山药
 枸杞

🍳 **做法** | 将山药捣碎，和枸杞、大米共放锅内，加适量水，大火煮沸，转中火煮至粥成即可。

🍶 **用法** | 每日1次，代早餐食。

🦆 **功效** | 山药补肺益气，枸杞补肾护肝。本方适于偏肾阴虚的肾虚腰痛患者食用。

# 麻雀粟米粥

【来源】《养老奉亲书》

🍲 **材料** | 麻雀1只，粟米50克
🍲 **调料** | 葱白、白酒各适量

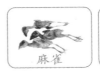 麻雀
 粟米

🍳 **做法** | 将麻雀去毛取肉，切碎，炒熟，放适量白酒煮片刻，再加水，下入粟米煮粥，粥将成时加入葱白再煮沸即可。

🍶 **用法** | 每日2次。

🦆 **功效** | 麻雀、粟米均可健脾养胃；葱白辛温，振奋阳气，又有酒助肾兴阳，以增强麻雀的功效，四物相合，益肾壮阳。

# 韭菜炒核桃仁

【来源】民间偏方

🍲 **材料** | 韭菜200克，核桃仁50克
🍲 **调料** | 盐、香油各适量

 韭菜
 核桃仁

🍳 **做法** | 将韭菜洗净，切段备用；核桃仁洗净后用香油炸至金黄色，然后加入韭菜段翻炒，加适量盐调味，炒至食材熟透即可出锅。

🍶 **用法** | 当菜食用。

🦆 **功效** | 韭菜与核桃仁搭配，可温肾助阳、强腰润肠。本方适于肾阳虚弱、阳痿早泄、腰膝酸冷、身体虚弱、大便秘结的患者食用。

# 鹿肾肉苁蓉粥

【来源】民间偏方

材料 | 鹿肾1具，肉苁蓉30克，粳米100克

调料 | 葱白、胡椒粉、盐各适量

鹿肾　肉苁蓉　粳米

做法 | 鹿肾去除筋膜，洗净切碎；肉苁蓉切碎备用；粳米淘洗干净，放入锅中，煮至半熟，加鹿肾、肉苁蓉、葱白、胡椒粉、盐，煮至粥成。

用法 | 早晚分食。

功效 | 本方有补肾壮阳、益精填髓的功效。适于虚弱劳损、肾虚阳痿、耳聋耳鸣、宫冷不孕的患者食用。

# 板栗猪腰粥

【来源】民间偏方

材料 | 板栗、粳米各250克，猪腰1个

调料 | 花椒10粒，盐2克

板栗　粳米　猪腰

做法 | 板栗阴干，待用；猪腰洗净后撕去筋膜，剖成两半，片去腰臊后，切成小块；粳米淘洗干净，同猪腰块、花椒一起下入锅内，加入适量清水，中火煮至粥成后加盐调味即可。

用法 | 可每日当作早餐服食。

功效 | 本方补肾健骨、补脾强身，适于肾虚阳痿、腰膝酸软的患者食用。

# 车前子空心菜猪腰汤

【来源】民间偏方

材料 | 车前子150克，猪腰1个，空心菜100克

调料 | 姜少许，盐10克，香油适量

车前子　猪腰　空心菜

做法 | 车前子洗净煎汁；猪腰、空心菜均洗净，猪腰切片，空心菜切段；再将猪腰片、空心菜放入煲锅中，加入姜片、盐同煮至熟，淋入香油即可。

用法 | 佐餐食用。

功效 | 车前子清热利尿、渗湿止泻、明目、祛痰；空心菜解毒、清热凉血、利尿。本方适于阳痿、虚弱劳损的患者食用。

## 杜仲腰花

【来源】民间偏方

材料 | 杜仲、续断各15克，猪腰1对

杜仲　　续断　　猪腰

调料 | 白酒25毫升，味精、盐、食用油各适量

做法 | 猪腰洗净，切成腰花并放入碗内，加盐、白酒腌渍；将杜仲、续断煎取浓汁后加入装有腰花的碗中。热锅入油，倒入腰花迅速炒熟，加所有调料炒匀即可。

用法 | 每日1次。

功效 | 本方补肝益肾、强筋壮骨、固经安胎。对肾阳虚引起的腰腿痛或酸软无力有较好的食疗作用。

## 茴香炖猪腰

【来源】民间偏方

材料 | 茴香20克，猪腰1对

调料 | 葱、生姜、盐、酒各适量

茴香　　猪腰

做法 | 将生姜洗净去皮，切片；葱洗净，切成段；将猪腰洗净后，在凹处剖一道口子，将茴香、盐装入猪腰剖口内。用白线缝合剖口，放入锅内，加葱段、生姜片、酒、适量清水，用小火炖熟后即可食用。

用法 | 佐餐食用。

功效 | 本方补肾壮阳，对肾阳虚引起的腰痛有良好的效果。

## 韭菜炒鸡蛋

【来源】民间偏方

材料 | 韭菜100克，鸡蛋3个

调料 | 盐、食用油各适量

韭菜　　鸡蛋

做法 | 将鸡蛋打入碗中，用筷子打散，加入适量盐，搅拌均匀；韭菜洗净，切成段；锅置火上，加入适量油，放入鸡蛋炒匀，再加入韭菜翻炒至熟即可食用。

用法 | 佐餐食用。

功效 | 韭菜具有补肾壮阳的功效，本方适于肾虚患者食用。

# 巴戟天黑豆鸡汤

【来源】民间偏方

**材料** | 巴戟天15克，牛蒡半根，黑豆200克，鸡腿1个

**调料** | 盐、料酒各适量

**做法** | 牛蒡削去外皮，洗净切小块；鸡腿洗净切块，汆烫后取出沥干；黑豆放入锅中炒香；将鸡腿、牛蒡、黑豆、巴戟天放入锅内，加入6碗水，先以大火煮开，转小火续煮45分钟；起锅前加盐和料酒调味即可食用。

**用法** | 佐餐食用。

**功效** | 本方具有补肾助阳、强筋壮骨、祛风除湿的功效，主治肾虚阳痿、遗精早泄、小腹冷痛、小便不禁、宫冷不孕、风寒湿痹、腰膝酸软、风湿肢气等症。

巴戟天

牛蒡

黑豆

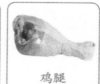
鸡腿

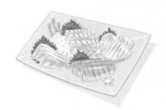

# 莲子补骨脂猪腰汤

【来源】民间偏方

**材料** | 补骨脂50克，杜仲10克，猪腰1个，莲子、核桃各40克

**调料** | 姜适量，盐2克

**做法** | 补骨脂、杜仲、莲子、核桃分别洗净浸泡；猪腰剖开除去白色筋膜，加盐揉洗，用水冲净；姜洗净去皮切片；将所有材料放入砂煲中，注入清水，大火煲沸后转小火煲煮2小时；加盐调味即可。

**用法** | 佐餐食用。

**功效** | 本方适用于冬季，有补肾助阳、驻颜美容、补脾健胃的功效。适于肾虚阳痿、腰膝酸软、肾虚遗精、遗尿、尿频的患者食用。

补骨脂

杜仲

猪腰

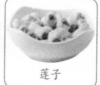
莲子

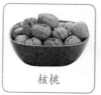
核桃

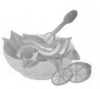

# 药膳排骨汤
【来源】民间偏方

**材料** | 排骨500克，山药片、莲子各50克，冬虫夏草30克，黄芪10克，当归20克

**调料** | 盐、味精适量

**做法** | 排骨氽去血水捞出备用；所有药材全部洗净。砂锅内注入适量清水，依次下入排骨、山药片、莲子、冬虫夏草、黄芪、当归，以中火煲1个小时后加入盐、味精，转小火煲20分钟即可。

**用法** | 佐餐食用。

**功效** | 本方补肾壮阳，非常适合肾虚者食用。

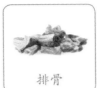
排骨

山药

莲子

冬虫夏草

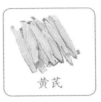
黄芪

当归

# 二参猪腰汤
【来源】民间偏方

**材料** | 猪腰1个，沙参、党参各10克，枸杞5克，山药40克，黄芪10克

**调料** | 生姜5克，盐3克

**做法** | 猪腰洗净、切开，去掉腰臊，再切成片；沙参、党参均浸透，切成小段；山药、黄芪洗净。锅中加水烧开，下入猪腰片氽熟后，捞出；将猪腰、沙参、党参、山药、黄芪、枸杞、生姜装入炖盅内，加适量水，入蒸锅中蒸半个小时至熟，调入盐即可。

**用法** | 佐餐食用。

**功效** | 猪腰具有补肾气、通膀胱、消积滞、止消渴之功效。适于治疗肾虚腰痛、水肿、耳聋等病症。

猪腰

沙参

党参

枸杞

山药

黄芪

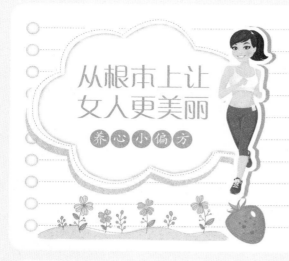

从根本上让
女人更美丽
养心小偏方

心脏是人体整个血液循环系统中的动力，其作用是推动血液流动，向器官、组织提供充足的血流量，这些都说明了心脏的重要性。我们常说养生，而养生自然应先养"心"。使用食疗偏方养心，能起到很好的养护和调理的功效，让女人更加美丽动人。

## 苦瓜瘦肉汤

【来源】民间偏方

🍊 **材料** | 苦瓜250克，猪瘦肉100克

🍊 **调料** | 盐适量

苦瓜

猪瘦肉

🍲 **做法** | 苦瓜洗净，去瓤，切块；猪瘦肉洗净，切片。锅中加入适量水，放入苦瓜块与猪肉片，先用大火煮沸，再用小火煮至熟烂，最后加适量盐调味即成。

🍶 **用法** | 佐餐食用。

🎵 **功效** | 本方清心火，适于暑热损伤心肾阴液所致的心烦患者食用。

## 大枣乌梅汤

【来源】民间偏方

🍊 **材料** | 大枣10枚，乌梅5～10枚

🍊 **调料** | 冰糖适量

大枣

乌梅

🍲 **做法** | 大枣洗净，去核，撕成小块；乌梅洗净，与大枣一起放入锅中，加适量清水煮成汤，调入适量冰糖，拌匀，即可饮用。

🍶 **用法** | 每日早晚各1次。

🎵 **功效** | 本方补心滋阴、益气敛汗，适于心阴亏虚所致的烦热口渴、气短神疲患者食用，还可辅助治疗阴虚盗汗之症。

# 西红柿皮蛋汤

【来源】民间偏方

材料 ｜ 皮蛋150克，西红柿200克

调料 ｜ 菜籽油10克，盐、鲜汤各适量

皮蛋

西红柿

做法 ｜ 将皮蛋切成6瓣，下入油锅中微炸；西红柿切片；将鲜汤倒入锅内烧开，放入皮蛋稍煮，加入西红柿片续煮片刻，加盐调味，起锅即成。

用法 ｜ 佐餐食用。

功效 ｜ 本方补心滋阴、健脾开胃，适于有夏季口渴心烦、小便黄少等症状的患者食用。

# 大枣小麦舒心茶

【来源】民间偏方

材料 ｜ 大枣12枚，小麦30克，甘草6克

大枣

小麦

甘草

做法 ｜ 大枣洗净、去核，撕成两半，与小麦、甘草一同入锅，加适量清水煎煮，煮沸后用小火续煮5分钟即可。

用法 ｜ 每日1剂，代茶饮。

功效 ｜ 本方具有益气健脾、宁心安神的作用。

# 板栗红枣炖乌鸡

【来源】民间偏方

材料 ｜ 乌鸡1只，板栗（去壳）20颗，红枣20枚

调料 ｜ 盐适量

乌鸡

板栗

红枣

做法 ｜ 乌鸡洗净，切块，连同去壳板栗、红枣，一同放入砂锅内，加适量清水，用小火煮炖至鸡肉熟烂，加盐调味即可。

用法 ｜ 佐餐食用。

功效 ｜ 本方有健脾益胃、补肾填精的功效，适于脾胃虚弱、气血不足所致的失眠多梦、食欲不振、四肢乏力、腰膝酸痛或女子月经不调的患者食用。

# 小麦枣藕汤

【来源】民间偏方

**材料** 莲藕250克，小麦75克，甘草12克，红枣5颗，桂圆20克

**调料** 盐3克

**做法** 莲藕洗净，切成小块；红枣洗净去核，掰成两半。将小麦、甘草、红枣、桂圆肉放入锅中，加入适量清水煮开，再加莲藕块用小火煮软，最后加入盐调味即可食用。

**用法** 佐餐食用。

**功效** 本方有益气养血、宁心安神的作用，特别适合气色不佳的失眠者食用。

莲藕

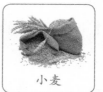
小麦

甘草

红枣

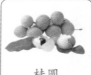
桂圆

# 党参煲猪心

【来源】民间偏方

**材料** 党参、黄芪各15克，陈皮3克，猪心1个，桂圆、红枣各100克

**调料** 鸡汤300毫升，料酒、盐、食用油各适量

**做法** 陈皮、党参、黄芪洗净，陈皮切块；党参、黄芪切片；桂圆、红枣洗净；猪心洗净，切块，放入沸水锅内焯一下，捞出。锅置火上烧热，加入油，烧至六成热后加入所有材料烧沸，再用小火煲至浓稠即成。

**用法** 每日1次，适量食用。

**功效** 本方补心气、益气血，可疏肝解郁。

党参

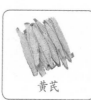
黄芪

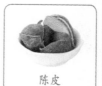
陈皮

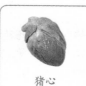
猪心

桂圆

红枣

# 酸枣仁汤

【来源】民间偏方

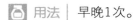

**材料**｜酸枣仁15克，茯苓、知母、川芎各6克，甘草3克

**做法**｜酸枣仁、茯苓、知母、川芎、甘草分别用清水冲洗干净，放入锅中，加入适量清水，一同煎煮约半小时即可。

**用法**｜早晚1次。

**功效**｜酸枣仁养肝护肝、宁心安神、敛汗；茯苓利水渗湿、益脾和胃、宁心安神；知母清热下火；川芎平肝止痛、养血调经、敛阴止汗；甘草缓急止痛，调和药性。本方可养心除烦，适于烦躁、失眠者食用。

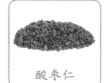
酸枣仁

茯苓

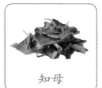
知母

川芎

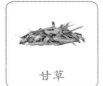
甘草

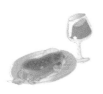

# 葱白红枣鸡肉粥

【来源】民间偏方

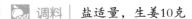

**材料**｜红枣10枚(去核)，鸡肉100克，粳米100克，香菜10克，百合30克，葱白5根

**调料**｜盐适量，生姜10克

**做法**｜将粳米洗净，浸泡半小时；鸡肉洗净，切成块；生姜洗净去皮，切成片；红枣洗净去核；百合洗净；香菜洗净去根；葱白洗净，切小段。把粳米放入锅中，加入适量清水煮粥，粥滚后加入鸡肉、百合、生姜片、红枣，待粥成时加入葱白、香菜、盐，调味即可。

**用法**｜每日1次。

**功效**｜本方有养心安神、健体补虚的功效。

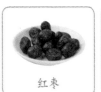
红枣

鸡肉

粳米

香菜

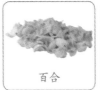
百合

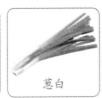
葱白

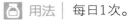

# 双莲粥

【来源】民间偏方

🥣 **材料** | 莲子、糯米各30克，莲藕60克，红米40克，枸杞、桂圆各20克

🥣 **调料** | 红糖20克

🍲 **做法** | 红米洗净；糯米洗净后浸泡2小时；莲子冲水洗净去心，莲藕洗净后去皮切片；锅中放入红米、糯米、莲藕及适量水，用大火煮开后改用小火慢煮至米粒开花；再放入莲子煮半小时，调入红糖即可。

🍶 **用法** | 早晚分食。

🎵 **功效** | 本方能健脾开胃、益血补心，还有消食、止渴、生津的功效。

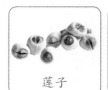
莲子

糯米

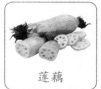
莲藕

红米

枸杞

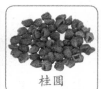
桂圆

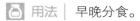

# 桂参大枣猪心汤

【来源】民间偏方

🥣 **材料** | 桂枝5克，党参10克，大枣6枚，猪心半个，枸杞、桂圆各20克

🥣 **调料** | 盐适量

🍲 **做法** | 猪心挤去血水，切片，放入沸水中汆烫，捞起；党参洗净切段；桂枝、党参、大枣、枸杞、桂圆放入锅中，加3碗水以大火煮开，转小火续煮20分钟；再转中火，放入猪心片，待水沸腾，加盐调味即成。

🍶 **用法** | 佐餐食用。

🎵 **功效** | 桂枝温经散寒，党参补气健脾，猪心养心安神。本方对心脾两虚、心悸失眠的患者大有益处。

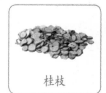
桂枝

党参

大枣

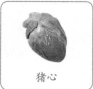
猪心

枸杞

桂圆

## 养心安神粥

【来源】民间偏方

**材料**｜糯米1杯，莲子150克，百合50克，银耳25克，燕麦片半杯，桂圆少许

**做法**｜银耳泡软去蒂，汆烫后切成小块；桂圆剥去外壳备用；糯米与燕麦片洗净加水煮熟；百合洗净泡水后煮至松软；将莲子、百合、银耳、桂圆加入糯米粥中，续煮片刻即可。

**用法**｜早晚分食。

**功效**｜糯米补血健脾，百合宁心安神，莲子健脾养心，银耳滋阴润肺。

糯米

莲子

百合

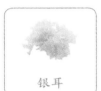
银耳

燕麦片

桂圆

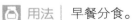

## 百合乌鸡粥

【来源】民间偏方

**材料**｜乌鸡1只，百合100克，粳米适量，枸杞20克，红枣50克

**调料**｜葱5克，姜4克，盐6克

**做法**｜将乌鸡洗净斩件；百合洗净；姜洗净切片；葱洗净切段；粳米淘洗干净；将乌鸡放入锅中汆水，捞出洗净；锅中加适量清水，下入乌鸡、百合、枸杞、红枣、姜片、粳米炖煮2小时，加入葱段、盐调味即可。

**用法**｜早餐分食。

**功效**｜乌鸡养心血，百合养心润肺，粳米可健脾益气，三者合用，可调和各个脏腑，改善体虚症状。

乌鸡

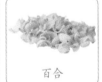
百合

粳米

枸杞

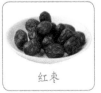
红枣

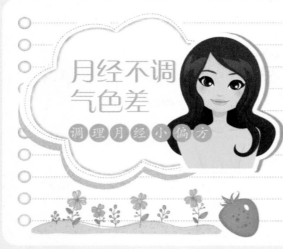

月经不调多与肝郁、脾虚、气滞血瘀、冲任不固等有关。肝郁会引起内分泌紊乱，脾虚会造成营养不良、贫血，气滞血瘀会导致经前乳房胀痛、月经色暗有血块，还可伴痛经症状……所以，调理月经应从疏肝理气、健脾胃、补气血、活血化瘀、调理冲任等方面着手。

## 豆豉羊肉汤　　　　　　　　　　　　　　　　　　【来源】民间偏方

**材料**｜豆豉50克，羊肉100克

**调料**｜盐适量，生姜15克

豆豉

羊肉

**做法**｜生姜洗净，切片；羊肉洗净，切薄片。将生姜片、羊肉片、豆豉一同放砂锅中，煮至羊肉片熟烂，加入适量盐调味即可。

**用法**｜吃羊肉，喝汤。月经前10天，每天1次，连服3～5天。

**功效**｜本方有温经散寒的功效，适用于血寒性月经后期。

## 调经茶　　　　　　　　　　　　　　　　　　　　【来源】民间偏方

**材料**｜香附、乌药、延胡索各10克

香附

乌药

延胡索

**做法**｜香附、乌药、延胡索共同研成碎末后，用开水冲泡即可饮用。

**用法**｜代茶饮，每日1剂，连服3～5天。

**功效**｜本方温经理气、止痛。对女性月经前或经行时腹部隐痛、有胀满感或时感腹冷等症状有良好疗效。

## 当归延胡索汤 ————————————————————————• 【来源】民间偏方

🍲 材料 ｜ 当归9克，延胡索5克

🍶 调料 ｜ 生姜2片

当归

延胡索

🍳 做法 ｜ 将当归、延胡索、生姜片一同放入锅中，加适量水煎煮，待水沸后，转小火煮20分钟即可。

🍶 用法 ｜ 连服3剂，每日1剂。

🍵 功效 ｜ 本方活血散寒、调经，适于月经后期，且具有调理闭经的疗效。

## 山楂红花酒 ————————————————————————• 【来源】民间偏方

🍲 材料 ｜ 山楂30克，红花15克，白酒250毫升

山楂

红花

白酒

🍳 做法 ｜ 山楂洗净，切片；将山楂片和红花放入白酒中浸泡1周即可饮用。

🍶 用法 ｜ 每次30~45毫升，每日2次。注意忌食生冷，勿受寒凉。

🍵 功效 ｜ 本方活血化瘀，对月经量少、紫黑有块、腹痛、血块排出后疼痛减轻等症状有良好的疗效。

## 益母草煮鸡蛋 ————————————————————————• 【来源】民间偏方

🍲 材料 ｜ 益母草30克，鸡蛋2个

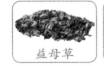
益母草

鸡蛋

🍳 做法 ｜ 将益母草、鸡蛋放入锅中，加适量清水同煮，待鸡蛋煮熟后去壳，再煮片刻即可。

🍶 用法 ｜ 月经前每日1次，连服数日，吃蛋饮汤。

🍵 功效 ｜ 本方补血调经，适于月经先期有胸腹胀痛者食用。

# 益母草粥

【来源】民间偏方

**材料**　鲜益母草50克，生地黄50克，鲜莲藕80克，大米100克，蜂蜜适量

**调料**　生姜适量

**做法**　将益母草、生地黄、莲藕、生姜分别洗净，榨成药汁，备用。将大米煮粥，待米熟时，加入药汁及蜂蜜，煮成稀粥即成。

**用法**　每日2次，温服。病愈即停，不宜久服。

**功效**　本粥滋阴、养血、调经、化瘀、解渴、除烦，适于月经不调、功能性子宫出血、产后血晕者食用。

鲜益母草

生地黄

鲜莲藕

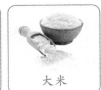

大米

蜂蜜

# 四物木耳汤

【来源】民间偏方

**材料**　当归、白芍各6克，熟地9克，川芎3克，大枣5枚，干黑木耳15克

**调料**　红糖30克

**做法**　先将当归、熟地、白芍、川芎洗净切片并装入纱布袋；黑木耳水发后去杂质；大枣去核，洗净。将所有材料放入锅中，加清水1000毫升，用小火煮1小时，去药袋后加红糖调味，煮沸后即可饮服。

**用法**　佐餐食用。

**功效**　本方补血、活血、养血、调经，常服可使面色红润、皮肤细腻。

当归

白芍

熟地

川芎

大枣

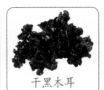

干黑木耳

# 枸杞炖羊肉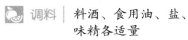

【来源】民间偏方

🍲 **材料** | 羊腿肉1000克，枸杞50克，清汤适量

羊腿肉

枸杞

清汤

🥄 **调料** | 料酒、食用油、盐、味精各适量

🍳 **做法** | 把羊腿肉清洗干净，直接放入开水中氽烫，去除羊腿肉中的污血，然后再切块。锅中加入少许油烧热，放入羊腿肉块，加入料酒翻炒，加入枸杞和清汤烧煮。煮至羊肉块熟烂，加入盐、味精调味即可食用。

🍶 **用法** | 佐餐食用。

🥣 **功效** | 本方具有补肾养血的功效，适用于肾亏和月经量少的人群。

# 益母草香附鸡汤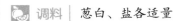

【来源】民间偏方

🍲 **材料** | 益母草、香附各100克，鸡肉250克

益母草

香附

鸡肉

🥄 **调料** | 葱白、盐各适量

🍳 **做法** | 将葱白洗净，切段；鸡肉洗净，斩成块。将葱白与鸡肉、益母草、香附放入锅中，加入适量清水同煎。

🍶 **用法** | 分两次服用。饮汤，食鸡肉。

🥣 **功效** | 本方具有活血化瘀、调经、消水的功效，对治疗胎漏难产、胞衣不下、产后血晕、瘀血腹痛、崩中漏下、尿血、泻血、痈肿疮疡等症有良好疗效。

# 玫瑰花茶

【来源】民间偏方

🍲 **材料** | 玫瑰花20克

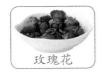
玫瑰花

🍳 **做法** | 取一个干净茶杯，加入20克玫瑰花，冲入开水，加上杯盖焖10分钟后即可食用，可依据个人口味加入适量冰糖或蜂蜜。

🍶 **用法** | 泡茶饮用。

🥣 **功效** | 玫瑰花有活血调经的作用，适合月经不调的女子饮用，并有美容养颜的功效。

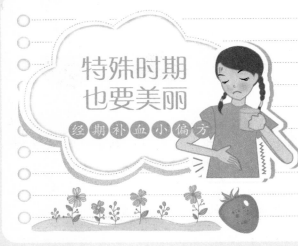

**特殊时期也要美丽**

经期补血小偏方

女人每个月都会面临例假"失血"的困扰，如果经期的时候不做好护理的话，就很容易出现月经不调、血虚等症状。经期护理，补血很关键，在日常生活中，可通过饮食来调理血虚症状。以下推荐几种女人经期补血食疗偏方，在例假期间可适当服用，让您在特殊时期也光彩照人！

# 韭汁红糖饮
【来源】民间偏方

鲜韭菜

| | | |
|---|---|---|
| 材料 | 鲜韭菜300克 | |
| 调料 | 红糖100克 | |

**做法**　将鲜韭菜洗净，沥干水分，切碎后捣烂取汁备用。红糖放入铝锅内，加少许清水煮沸，至红糖溶化后倒入韭菜汁中，即可饮用。

**用法**　早晚分服。

**功效**　本方具有温经、补气之功效。可缓解气血两虚型痛经，并使皮肤红润光洁。

# 姜汁薏苡仁粥
【来源】民间偏方

**材料**　干姜10克，艾叶10克，薏苡仁30克

干姜

艾叶

薏苡仁

**做法**　将干姜与艾叶放入锅中，加适量水煎煮，去渣取汁。另起锅，将薏苡仁加水煮粥至八成熟，再倒入干姜艾叶汁同煮至熟即可。

**用法**　早晚各1次。

**功效**　本方具有温经、化瘀、散寒、除湿及润肤的功效。适于寒湿凝滞型痛经者食用。

# 乌梅红糖饮

【来源】民间偏方

乌梅

材料｜乌梅15克

调料｜红糖30克

做法｜将乌梅、红糖一起下入锅中，加适量清水，煎至大半碗，去渣温服。

用法｜早晚分服。

功效｜本方具有补血止血、美肤悦颜的功效。适用于少女月经过多或功能性子宫出血等病症。

# 黑木耳红枣饮

【来源】民间偏方

材料｜黑木耳30克，红枣20枚

黑木耳

红枣

做法｜红枣洗净、去核；黑木耳泡发，洗净，与红枣一起放入锅中，加适量清水煮沸，去渣取汁，即可服用。

用法｜早晚分服。

功效｜本方具有补中益气、养血止血、美肤益颜的功效。适于月经过多、贫血及身体虚弱者食用。

# 莲藕白萝卜饮

【来源】民间偏方

材料｜莲藕、白萝卜各500克

调料｜红糖适量

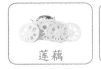
莲藕

白萝卜

做法｜莲藕洗净，切小块；白萝卜洗净去皮，切小块；将莲藕块、白萝卜块均捣烂，去渣取汁，放入碗中，加入适量红糖，搅拌至红糖溶化即可饮用。

用法｜早晚分服。

功效｜本方具有清热凉血、止血固经的功效，适于女性经期补血。

# 土豆烧牛肉

【来源】民间偏方

材料｜牛肉500克，土豆300克

调料｜清汤、黄酒、酱油、茴香、白糖、
味精、食用油、盐各适量

牛肉

土豆

做法｜牛肉切块，煮沸，去浮沫；土豆去皮，切块。锅中放油烧热，放牛肉煸
炒，用黄酒去腥膻，加清汤、土豆焖半小时，加酱油、茴香、白糖、味
精、盐调味，再用小火炖半小时，大火收汁，即可食用。

用法｜佐餐食用。

功效｜本方健脾补血、和胃调冲，对月经不调有较好的食疗作用。

# 枸杞人参鳖汤

【来源】民间偏方

材料｜人参3克，枸杞12
克，鳖1只

调料｜盐、味精、姜片、胡
椒各适量

人参

枸杞

鳖

做法｜将鳖宰杀洗净，切块后放入锅中，加适量水，放入人参、枸杞、盐、味
精、姜片、胡椒，中火炖2小时即可食用。

用法｜佐餐食用。

功效｜本方有养血护肝、益肾调经的功效。

# 当归红糖煮鸡蛋

【来源】民间偏方

材料｜鸡蛋2个，当归50克

调料｜红糖适量

鸡蛋

当归

做法｜将鸡蛋洗净，入沸水中煮熟，取出并剥去外壳；当归洗净入锅，加入适
量清水熬煮20分钟至药性渗出，加入剥壳的鸡蛋续煮10分钟，加红糖
拌匀即可食用。

用法｜月经干净后连续食用两天，一天一次。

功效｜本方可活血调经，对于经期补血有良好的疗效。

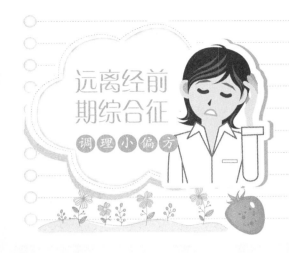

有的女性朋友在月经前一周左右会表现出情绪波动、烦躁不安、低热虚汗、乳房胀痛，这种现象在医学上被称为"经前期综合征"。发病的原因是在月经前的一段时间里，体内雌激素与孕激素平衡失调所致。患有经前期综合征的女性若能注意自我保健，可明显减轻症状。

## 茴香青皮酒

【来源】民间偏方

🍊 **材料** ｜ 茴香、青皮各15克，黄酒250毫升

茴香

青皮

黄酒

🍲 **做法** ｜ 将茴香、青皮洗净，放入黄酒内浸泡3天，即可饮用。

🧴 **用法** ｜ 每次15～30毫升，每日2次，如不耐酒者，可以醋代之。

🎵 **功效** ｜ 本方疏肝理气，主要适于经期先期先后不定、经色正常、无块行而不畅、乳房及小腹胀痛等的患者食用。

## 三七红枣粳米粥

【来源】民间偏方

🍊 **材料** ｜ 三七3克，红枣5颗，粳米100克

🍊 **调料** ｜ 红糖适量

三七

红枣

粳米

🍲 **做法** ｜ 将三七磨成粉；粳米洗净；红枣去核、洗净。将三七粉、红枣、粳米一同放入锅中，加水适量煮粥。待粥将成时，加入红糖搅拌至溶化即可。

🧴 **用法** ｜ 每日当作早餐服食。

🎵 **功效** ｜ 三七具有补血止血、活血化瘀的功效，粳米益气补虚，红枣、红糖均益于补气养血。本方可调理经前烦躁症状。

# 花旗参浮小麦炖乌鸡

【来源】民间偏方

**材料** ｜ 花旗参3克，浮小麦10克，石斛3克，乌鸡150克，枸杞20克

**调料** ｜ 姜片适量

**做法** ｜ 将乌鸡去毛、去内脏，洗净后氽水切块；花旗参洗净，蒸软切片，与洗净的浮小麦、石斛、姜片放入炖盅内，加清水300毫升，大火隔水炖2小时，加入枸杞，炖5分钟即成。

**用法** ｜ 佐餐食用。

**功效** ｜ 本方滋补元气、清热除烦，适于虚火炽盛、烦躁失眠、口干舌燥、消渴、咽干者，或血虚所致面色萎黄者食用。

花旗参

浮小麦

石斛

乌鸡

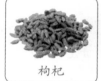

枸杞

# 大枣甘草合欢茶

【来源】民间偏方

**材料** ｜ 大枣12枚，小麦30克，甘草6克，合欢花9克，蜂蜜适量

**做法** ｜ 大枣洗净去核，掰成两半；甘草、合欢花、小麦分别用清水冲洗干净。将大枣、小麦、甘草、合欢花一同放入锅中，加适量清水煮沸后转用小火煮5分钟。待其冷却后加入蜂蜜调味即可饮用。

**用法** ｜ 每日1剂，代茶饮。

**功效** ｜ 本方具有益气健脾、宁心安神的作用，适合于经前烦躁症状的女性患者服用。

大枣

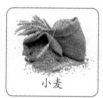

小麦

甘草

合欢花

蜂蜜

## 百合糯米粥

【来源】民间偏方

材料｜鲜百合30克，糯米50克

调料｜冰糖适量

鲜百合

糯米

做法｜将百合撕成小片、洗净，与糯米一起煮粥，糯米将熟时加入百合煮至粥成，加入冰糖调味即可。

用法｜每日2次，早晚温热服食。

功效｜本方有补脾、安心、滋养强壮的功效，适合经前烦躁不安者食用。

## 大枣葱白饮

【来源】民间偏方

材料｜大枣20颗，葱白10克

大枣

葱白

做法｜把大枣洗净、撕开，与葱白一起入锅，加水煎煮，煮开15～20分钟后取出，滤取汤汁，即可饮用。

用法｜每晚1次，温热饮服。

功效｜本方有补中益气、养血安神的功效，适于心脾两虚、心慌乏力、食少倦怠、烦闷不得眠者食用。

## 小米红枣粥

【来源】民间偏方

材料｜小米60克，红枣6颗，蜂蜜30克

小米

红枣

蜂蜜

做法｜将红枣洗净去核，掰成两半；将小米洗净，与红枣一同放入锅中，加适量清水煮粥，粥成后调入蜂蜜即可。

用法｜睡前服用。

功效｜小米、红枣能调养脾胃，本方适合脾胃不合的失眠、经前烦躁者食用。

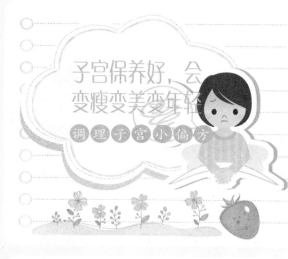

子宫保养好，会变瘦变美变年轻
调理子宫小偏方

子宫，是女性孕育生命的场所，是女人独有的脏器。都说人有五脏六腑，而女人却有六脏六腑！子宫是女性的重要生殖器官，当子宫出现异常时会使女性的孕育能力受到影响，并且会带来一系列可大可小的疾病。通过民间小偏方来进行内外调理，让您远离子宫疾病，美丽绽放！

## 山楂木耳红糖煎

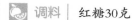 【来源】民间偏方

| 材料 | 山楂100克，黑木耳50克 |

| 调料 | 红糖30克 |

 山楂　 黑木耳　 红糖

**做法**　黑木耳泡发，洗净；将山楂洗净，放入锅中，加500毫升清水煮沸，加入泡发的黑木耳，小火煨烂，加入红糖即可。

**用法**　可分2～3次，5天服完，可连服2～3周。

**功效**　本方具有活血散瘀、健脾补血的功效。适于子宫肌瘤、月经不畅，或伴有妇科炎症的患者食用。

## 乳鸽枸杞汤

【来源】民间偏方

| 材料 | 乳鸽1只，枸杞30克 |

| 调料 | 盐少许 |

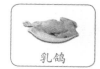 乳鸽　 枸杞

**做法**　将乳鸽去毛、内脏等杂物，洗净，放入锅内加水与枸杞共炖，待食材熟时加盐调味即可。

**用法**　吃肉饮汤，每日2次。

**功效**　本方具有益气、补血、理虚的功效。适于人流后体虚及病后气虚、子宫受损、体倦乏力、表虚自汗的患者食用。

# 参芪母鸡

【来源】民间偏方

材料｜老母鸡1只，党参50克，黄芪50克，山药50克，大枣50克，黄酒适量

做法｜将已宰杀去毛、去内脏的母鸡，斩成块，加黄酒腌渍；大枣洗净去核，掰成两半；把大枣、党参、黄芪、山药和鸡块放入煲锅中，加入适量清水，中火炖熟即可。

用法｜佐餐食用，每日1次。

功效｜本方具有益气补血的作用，适用于女性子宫的保养。

老母鸡

党参

黄芪

山药

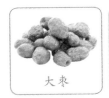
大枣

黄酒

# 桃红鳝鱼汤

【来源】民间偏方

材料｜桃仁12克，红花6克，鳝鱼250克，鲜汤适量，枸杞20克

调料｜生姜片、葱段、料酒、盐、食用油各适量

做法｜桃仁、红花加水煎汁去渣，做成药汁；鳝鱼洗净，切丝，入油锅略炒后加鲜汤、药汁同煮，加生姜片、枸杞、料酒、葱段、盐煮成汤。

用法｜佐餐食用，喝汤吃鳝鱼丝。

功效｜本方具有活血消瘤、补肾养血的功效。适于子宫肌瘤、经血有块、经血不畅者服用。

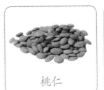
桃仁

红花

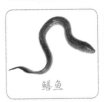
鳝鱼

鲜汤

枸杞

# 糖饯红枣 ～～～～～～～～～～～～～～～～～● 【来源】民间偏方

**材料** | 干红枣50克，花生米100克

**调料** | 红糖50克

干红枣

花生米

**做法** | 将干红枣洗净后用温水浸泡，花生米略煮，去皮备用。枣与花生米一同放入小铝锅内，加入煮花生米的水，再加适量水，以小火煮半小时，加红糖，待红糖溶化即成。

**用法** | 每日2～3次，每次3汤匙。

**功效** | 本方具有养血、理虚的作用。适于流产后贫血或血象偏低者食用。

# 鸡蛋枣汤 ～～～～～～～～～～～～～～～～● 【来源】民间偏方

**材料** | 鸡蛋2个，红枣10颗

**调料** | 红糖适量

鸡蛋

红枣

**做法** | 锅内放水，煮沸后打入鸡蛋，水再沸后下红枣、红糖，小火煮20分钟即可。

**用法** | 佐餐食用，每日1次。

**功效** | 本方具有补中益气、养血的功效。适用于贫血及病后、产后子宫的调养。

# 荔枝红枣汤 ～～～～～～～～～～～～～～～● 【来源】民间偏方

**材料** | 干荔枝、红枣各7颗

**调料** | 红糖适量

干荔枝          红枣

**做法** | 将干荔枝去壳取肉；红枣去核取肉；把干荔枝、红枣放入锅中，加入适量清水煎煮半小时，然后加入红糖调味即可。

**用法** | 每日1剂。

**功效** | 本方具有补血生津、养心安神的作用。适用于妇女贫血、流产后子宫的调养。

# 山楂银耳汤

【来源】民间偏方

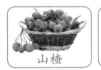
山楂

银耳

材料 | 山楂100克，银耳50克

调料 | 冰糖10克

做法 | 锅中放入山楂和500毫升的水，煮沸，去渣留汁，加入泡发的银耳，小火煨烂，加入冰糖至其溶化即可饮用。

用法 | 每日2～3次，可连服2～3周。

功效 | 本方具有活血散瘀、健脾补血的功效。适于子宫肌瘤、月经不畅，或伴有妇科炎症者服用。

# 豆浆大米粥

【来源】民间偏方

豆浆

大米

材料 | 豆浆2碗，大米50克

调料 | 白糖适量

做法 | 将大米淘洗干净，浸泡半小时。往锅内倒入浸泡过的大米，再倒入豆浆，煮沸后转小火继续煮至大米熟烂，加白糖调味即可。

用法 | 每日早晨空腹服食。

功效 | 本方具有调和脾胃、清热润燥的作用。适于体虚者子宫的调养，并具有美容功效。

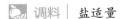

# 芝麻升麻猪大肠煲

【来源】民间偏方

材料 | 猪大肠250克，黑芝麻100克，升麻9克

调料 | 盐适量

猪大肠

黑芝麻

升麻

做法 | 先将猪大肠洗净，升麻用纱布包好，并同黑芝麻一起放入猪大肠中，再放入砂锅内，加水炖至烂熟，拣去升麻，加盐调味即可。

用法 | 分2次食用，每周2～3次。

功效 | 本方有升阳发表、透疹解毒、润燥补虚、止渴止血的功效，可用于女性子宫的调养。

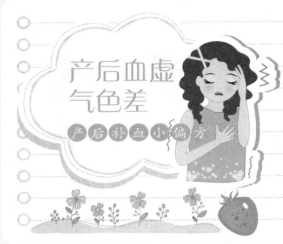

产后血虚气色差

产后补血小偏方

血虚症，是指体内血液不足，肢体脏腑五官百脉失于濡养而出现的全身性衰弱的症候。由于分娩过程中失血过多，女性可能出现血虚的症状，表现为睡不好觉、心悸、头晕眼花、气色变差等。因此，女性在产后尤其要注意补血。以下推荐几个产后补血食疗方，新妈妈可适当选择使用。

## 牛乳粳米粥

【来源】《调疾饮食辨》

**材料**｜牛乳250克，粳米100克

**调料**｜白糖适量

牛乳

粳米

**做法**｜将粳米淘洗干净，放入锅中，加入适量清水，煮至半熟时，再加入牛乳，煮至粥成，最后加入白糖调味即可食用。

**用法**｜早晚分食。

**功效**｜本方有大补阴血、补虚损、益肺胃、生津润肠的功效。适于产后血虚引起的虚弱劳损、形体羸瘦者食用。

## 桑葚糯米酿

【来源】民间偏方

**材料**｜桑葚1000克，糯米500克，酒曲适量

桑葚

糯米

酒曲

**做法**｜糯米洗净，浸泡半小时；桑葚洗净捣成汁。将捣好的汁与糯米共同入锅煮成糯米干饭，放凉，加适量酒曲，拌匀，发酵成酒酿即可。

**用法**｜每日随量佐餐食用。

**功效**｜桑葚滋阴补血，辅以糯米补中益气，可有效改善产后体虚、贫血症状。

# 木通猪蹄汤

【来源】《太平惠民和剂局方》

材料 | 猪蹄2个，木通15克，红枣5颗

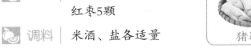
猪蹄　木通　红枣

调料 | 米酒、盐各适量

做法 | 猪蹄刮毛去甲，洗净，斩件，放入滚水中煮10分钟，取出用清水漂洗干净；红枣去核、木通洗净。把全部食材放入锅内，加适量清水，大火煮沸后，改小火煲3小时，汤成后加少许米酒、盐调味即可。

用法 | 佐餐食用。

功效 | 本方对产后血虚之乳汁不通、乳汁过少以及体虚乏力有较好的疗效。

# 黑木耳大肠海参煲

【来源】民间偏方

材料 | 黑木耳30克，猪大肠300克，水发海参200克

黑木耳　猪大肠　水发海参

调料 | 盐适量

做法 | 先将黑木耳用清水泡发，洗净；海参洗净，切丝；猪大肠洗净，切小段。把黑木耳、猪大肠段放入锅内，加适量清水，大火煮沸后转小火煲1小时，再放入海参丝煮熟，最后加盐调味即可。

用法 | 佐餐食用。

功效 | 本方补血补虚，对习惯性便秘、妇女产后血虚津亏等症有较好疗效。

# 莲藕猪蹄红豆汤

【来源】民间偏方

材料 | 莲藕300克，猪蹄2只，红豆30克

莲藕　猪蹄　红豆

调料 | 盐适量

做法 | 莲藕洗净，切成小块；猪蹄洗净，切块；红豆洗净备用。把全部用料放入锅内，加适量清水，大火煮沸后，转小火煲2小时，加入少许盐调味即可食用。

用法 | 佐餐食用。

功效 | 本方具有补血增乳的功效，可用于治疗产后血虚、乳汁稀少等症。

# 猪里脊粳米粥

【来源】民间偏方

材料 ｜ 猪里脊、粳米各50克
调料 ｜ 花椒、盐、茴香、香油各适量

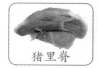
猪里脊

粳米

做法 ｜ 将猪里脊洗净，剁成肉末，加入盐、花椒、茴香、香油拌匀，备用；粳米煮粥，粥将成时放入腌渍的猪里脊肉末，再煮至肉熟米烂即可。

用法 ｜ 每日2次。

功效 ｜ 猪里脊滋阴血，润肌肤；粳米健脾益气。本方有滋养阴血、补中益气的功效，可调理产后血虚，让肌肤滑润光泽。

# 桃仁墨鱼

【来源】《陆川本草》

材料 ｜ 墨鱼250克，桃仁15克
调料 ｜ 黄酒、酱油、白糖各适量

墨鱼

桃仁

做法 ｜ 墨鱼冲洗干净，切条；桃仁洗净去皮。墨鱼条放入锅中，加桃仁、清水，旺火烧沸后加黄酒、酱油、白糖，小火煮至熟烂即成。

用法 ｜ 佐餐食用。

功效 ｜ 墨鱼补血益气、养血调经；桃仁活血调经。本方适于产后血虚以及血虚、血滞者食用。

# 当归乌鸡汤

【来源】民间偏方

材料 ｜ 乌鸡1只，当归20克
调料 ｜ 盐、鸡精适量

乌鸡

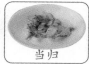
当归

做法 ｜ 乌鸡治净，斩块；当归洗净；砂锅中倒入适量清水，下入乌鸡块、当归，熬煮1个小时后加入盐和鸡精调味即可。

用法 ｜ 每日1次。

功效 ｜ 本方有补血活血、调养气色的功效，适用于产后血虚的调理。

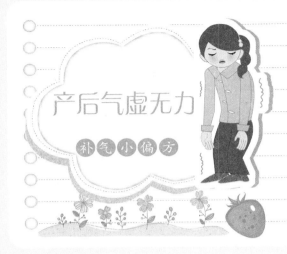

## 产后气虚无力
### 补气小偏方

产后气虚无力是因分娩时用力过度所致。这类产妇常常形体消瘦或偏胖，体倦乏力，面色苍白，常常出汗。严重者除了症状加重外，还伴有气短懒言、咳喘无力、食少腹胀、脱肛、子宫脱垂、经常心悸怔仲、精神疲惫，或腰膝痠软、小便频多。此种体质的保健原则是补气养气。

## 羊肚黑豆粥

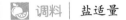 【来源】民间偏方

| | |
|---|---|
| 🍎 材料 | 羊肚1个，黑豆50克，黄芪40克 |
| 🍎 调料 | 盐适量 |

羊肚　黑豆　黄芪

| | |
|---|---|
| 🍳 做法 | 将羊肚剖洗干净，切成细丝；黑豆洗净，浸泡半小时；将羊肚丝、黑豆、黄芪同煮为粥食用。 |
| 🍶 用法 | 佐餐食用，日服2次。 |
| 🥄 功效 | 本方具有健脾益气、固表止汗的功效，适于产后气虚自汗、脾胃虚弱的女性食用。 |

## 薏苡仁扁豆粥

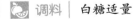 【来源】民间偏方

| | |
|---|---|
| 🍎 材料 | 薏苡仁50克，白扁豆20克 |
| 🍎 调料 | 白糖适量 |

薏苡仁　白扁豆

| | |
|---|---|
| 🍳 做法 | 将薏苡仁、白扁豆洗净后用温水浸泡半小时，再将薏苡仁、白扁豆放入锅中，加入适量清水，先以大火煮沸，然后改用小火慢熬成粥，加入适量白糖调味即可食用。 |
| 🍶 用法 | 每日1次，连服7天。 |
| 🥄 功效 | 本粥补脾胃、和气化湿、消暑解毒，适于产后气虚的女性食用。 |

# 山药大枣粥

【来源】民间偏方

材料 | 新鲜山药50克，大枣10颗，粳米100克

新鲜山药

大枣

粳米

调料 | 白糖适量

做法 | 将山药洗净去皮，切成丁；粳米洗净，浸泡半小时；大枣洗净去核；将山药、粳米、大枣一同放入砂锅。用大火煮沸，再改用小火煮1小时，加入适量白糖调匀即可食用。

用法 | 每日1次，连服7天。

功效 | 本方有健脾养胃、滋补气血的功效，可用于产后气虚的调养。

# 黄芪羊肉汤

【来源】民间偏方

材料 | 黄芪15克，羊肉90克，山药15克

黄芪

羊肉

山药

调料 | 盐适量

做法 | 将羊肉洗净，切成片，下入沸水锅中稍煮片刻，捞出后过凉；用砂锅将水烧开，放入黄芪、羊肉、山药同煮，煮至食材熟烂时加入盐调味。

用法 | 佐餐食用，可饮汤吃肉。

功效 | 本方有补气固表的功效，适于产后气虚自汗的女性食用。

# 百合桂圆小麦粥

【来源】民间偏方

材料 | 百合15克，小麦30克，桂圆15克

百合

小麦

桂圆

做法 | 将百合、小麦、桂圆洗净后，放入锅中，加600毫升水。大火煮沸，然后转小火煮至粥成即可。

用法 | 每日1次，连服15天。

功效 | 本方有补气益血、安神的功效，适用于产后气虚导致的短气乏力患者食用。

# 人参鸡汤

【来源】民间偏方

**材料**｜老母鸡1只，人参10克，当归8克，红枣30克，枸杞5克，山药30克

**材料**｜盐、鸡精适量

**做法**｜将老母鸡治净，斩块；人参、当归、山药、红枣均洗净。锅内加入适量清水，倒入鸡块、人参、山药、当归、红枣，用中火煲1小时后加入枸杞续煲5分钟，加入盐和鸡精调味即可。

**用法**｜佐餐食用。

**功效**｜本方补气养气，滋阴补肾，调补气血，是气血虚弱者的食疗佳品。

老母鸡

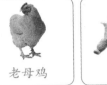
人参

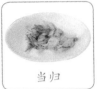
当归

红枣

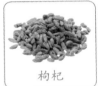
枸杞

山药

# 什锦麦胚饼

【来源】民间偏方

**材料**｜葡萄干20克，花生仁10克，大枣10颗，桂圆肉10克，麦胚粉100克，

**调料**｜白糖20克

**做法**｜将葡萄干洗净；将花生仁炒熟；大枣洗净去核后与桂圆肉一起切碎待用。将麦胚粉用开水稍烫，加入上述切碎的食材、白糖揉合均匀后制成薄饼，将饼烙熟即成。

**用法**｜每天早餐时食用。

**功效**｜本方具有益气养血、健脑提神的功效，适于气血亏损的产后妇女食用。

葡萄干

花生仁

大枣

桂圆肉

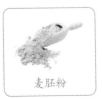
麦胚粉

# 党参排骨汤 ━━━━━━━━━━━━━━━━━━━━━━━━ 【来源】民间偏方

**材料** | 青豆50克，党参25克，排骨100克，
山药50克，枸杞20克

**调料** | 盐适量

**做法** | 青豆洗净，党参浸透切段；山药、
枸杞洗净备用；排骨洗净斩块，氽
烫后捞起备用；将上述材料放入煲
锅内，加适量水以小火约煮45分
钟，再加盐调味即可。

**用法** | 佐餐食用。

**功效** | 本方可补中益气，对产后体质虚
弱、面色苍白、神疲乏力者有很好
的调理作用。

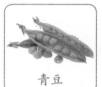

青豆

党参

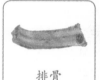

排骨

山药

枸杞

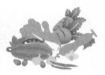

# 酒酿红枣蛋 ━━━━━━━━━━━━━━━━━━━━━━━━ 【来源】民间偏方

**材料** | 鸡蛋55克，甜酒酿10克，枸杞5克，
红枣20克，当归10克，黄芪5克

**调料** | 红糖10克

**做法** | 鸡蛋放入开水中煮熟，剥去外壳；
红枣、枸杞洗净；将红枣、枸杞、
当归、黄芪放入锅中，加入2碗水煮
沸，转小火煮至约剩1碗水；加入
鸡蛋、甜酒酿、红糖，稍煮入味即
可食用。

**用法** | 佐餐食用。

**功效** | 本方有滋阴养血、益气补虚的功效，
适合产后妇女食用，可改善气虚、血
虚症状。

鸡蛋

甜酒酿

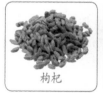

枸杞

红枣

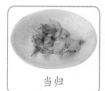

当归

黄芪

# 二枣党参鸡肉汤

【来源】民间偏方

材料｜鸡300克，土豆100克，黑枣、党参、枸杞、红枣各15克

调料｜盐5克

做法｜鸡治净，斩件；土豆洗净，去皮，切块；党参洗净，切段；黑枣、红枣、枸杞洗净，浸泡；锅中注水烧开，放入鸡块汆去血水，捞出；将鸡块、土豆块、黑枣、党参、枸杞放入锅中，加适量清水慢炖2小时，加入盐调味即可食用。

用法｜佐餐食用。

功效｜本方益气养血，可有效改善产后体虚症状，有利于女性产后身体的恢复。

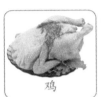
鸡

土豆

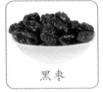
黑枣

党参

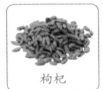
枸杞

红枣

# 淡菜枸杞煲乳鸽

【来源】民间偏方

材料｜乳鸽1只，淡菜、山药各50克，枸杞、红枣各适量

调料｜盐3克

做法｜乳鸽去毛、去内脏，洗净；淡菜、枸杞均洗净泡发；红枣、山药洗净；锅入水烧热，将乳鸽放入锅中煮5分钟捞起；将乳鸽、枸杞、红枣放入瓦煲内，加适量清水，大火煮沸，放入淡菜，小火煲2小时，加盐调味即可。

用法｜佐餐食用。

功效｜鸽肉益气养血，是产后、病后患者的滋补佳品，还可调节心情、预防产后抑郁。

乳鸽

淡菜

山药

枸杞

红枣

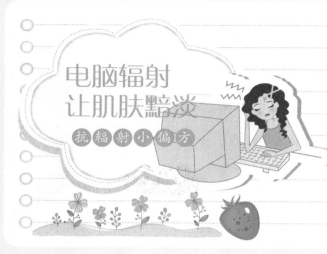

电脑辐射
让肌肤黯淡

抗辐射小偏方

在使用电脑的过程中，由于存在大量的辐射，会让皮肤变得松弛，肤色变暗且会出现细纹。因此，平时长时间使用电脑的女性，在工作之余应尽量避免接触电脑。另外，在日常饮食中，可多吃有抗辐射功效的食物。

## 椒盐猪肝

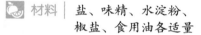

【来源】民间偏方

🦐 材料 | 猪肝200克，鸡蛋40克，面粉适量

🦐 材料 | 盐、味精、水淀粉、椒盐、食用油各适量

猪肝

鸡蛋

面粉

🍲 做法 | 将猪肝洗净切片；鸡蛋打入碗里，加盐、味精、水淀粉、面粉搅成糊；锅中入油烧至六成热，把猪肝片挂满糊，下入油锅中炸至外焦里嫩，捞出，最后撒上椒盐装盘即可食用。

🫙 用法 | 每周食用2~3次。

🎵 功效 | 此品补肝明目、养血。适合因辐射引起的脸色萎黄、目赤、头晕眼花等症。

## 柠檬绿茶

【来源】民间偏方

🦐 材料 | 柠檬1个，绿茶10克

柠檬

绿茶

🍲 做法 | 将柠檬洗净切成片，取两片放入杯中，将备好的绿茶放入杯中，冲入适量开水冲泡，盖上杯盖，焖10分钟后即可饮用。

🫙 用法 | 可反复冲泡2~3次。

🎵 功效 | 柠檬可补充维生素C，是一种有益心脏健康的抗氧化剂，且利于体内吸收，还可有效地抵抗电脑辐射。

# 乌龙茶乌梅汤

【来源】民间偏方

材料 ┃ 乌龙茶叶6克，乌梅12克，蜂蜜适量

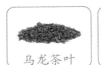
乌龙茶叶

乌梅

蜂蜜

做法 ┃ 将乌龙茶叶、乌梅放入锅中，加适量清水煎汤，取汤液去渣，最后加入适量蜂蜜调味即可饮服。

用法 ┃ 每日1剂，分2次服。可长期服用。

功效 ┃ 本方具有抗毒性与抗辐射作用，适宜长时间面对电脑的人饮用，亦适合癌症患者化疗或放疗期间服用。

# 红苋菜汤

【来源】民间偏方

材料 ┃ 红苋菜200克

红苋菜

做法 ┃ 将红苋菜洗净、切碎，放入锅中，加入4碗水，大火烧开后转小火煎至1碗时，取汤液饮用。

用法 ┃ 温服，每日2～3次。

功效 ┃ 本方具有益气补血、清热利湿、凉血止血、止痢的功效，常服用可减少电脑辐射损伤。

# 酸枣仁白菊花茶

【来源】民间偏方

材料 ┃ 酸枣仁10克，白菊花3克

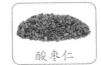
酸枣仁

白菊花

做法 ┃ 将酸枣仁、白菊花放入茶杯，加开水浸泡1小时后即可服用。

用法 ┃ 代茶饮用，可重复冲泡。

功效 ┃ 本方可以预防由于电磁波辐射引起的头痛、心悸、失眠，并对经期紊乱、心动过缓、心搏血量减少等病症有较好的疗效。

# 仙灵脾玫瑰花茶

材料 | 仙灵脾10克，玫瑰花6克

仙灵脾

玫瑰花

做法 | 将仙灵脾、玫瑰花放入茶杯中，加开水浸泡1小时后即可服用。

用法 | 代茶饮用，可重复冲泡。

功效 | 本方可以预防电磁波导致的男子性功能质量降低以及女性雌激素分泌不正常等症；还可以预防由电磁波引起的自然流产和胎儿畸形等病症。

# 紫菜瘦肉汤

材料 | 紫菜20克，猪瘦肉100克

调料 | 盐适量

紫菜

猪瘦肉

做法 | 将猪瘦肉洗净切块，与紫菜同煮成汤，加适量盐调味即可食用。

用法 | 佐餐食用。

功效 | 紫菜中含有硒，能抗辐射、抗突变、抗氧化。硒是种重要的微量元素，能增强机体免疫功能，保护人体健康。常吃紫菜，可提高人体对抗辐射的能力。

# 大蒜冰糖水

材料 | 大蒜30克

调料 | 冰糖10克

大蒜

做法 | 将大蒜剥掉皮，捣烂，放入锅中，加入适量清水，稍煮片刻，加入冰糖，续煮至冰糖溶化即可。

用法 | 代茶饮用，可重复冲泡。

功效 | 大蒜中含硒较多，并且大蒜的抗氧化作用优于人参。因此适量吃些大蒜有助于减少辐射损伤。

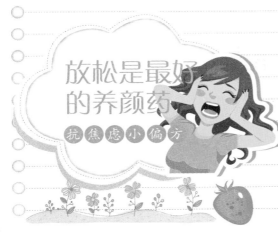

焦虑症是女性更年期比较常见的一种症状，给女性朋友和周围人的生活都带来了一定的影响。所以，大家对于女性更年期焦虑症怎么治疗这个问题比较关心。对于女性焦虑症的治疗，最重要的就是要控制紧张和焦虑的情绪，保持心情愉快，在饮食方面，更要多加注重。

## 银耳莲子汤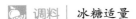

【来源】民间偏方

🍊 材料 | 水发银耳200克，莲子30克，薏苡仁10克

🍊 调料 | 冰糖适量

　水发银耳
　莲子
　薏苡仁

🍳 做法 | 用开水浸泡莲子至其发软；银耳洗净撕成小朵。把莲子、银耳、薏苡仁一起放入锅中，加适量水煮45分钟，最后加入冰糖调味即可食用。

🍶 用法 | 早晚分服。

🎵 功效 | 本方具有清热解渴、养胃健脾、滋阴顺气的功效，可有效缓解紧张情绪。

## 桑叶猪肝汤

【来源】民间偏方

🍊 材料 | 鲜桑叶200克，猪肝300克

🍊 调料 | 盐适量

　鲜桑叶
　猪肝

🍳 做法 | 桑叶洗净；猪肝洗净，切成片。二者放入锅中，加适量清水煲汤，煮约1小时，加盐调味即可。

🍶 用法 | 佐餐食用。

🎵 功效 | 本方具有止咳去热、消肿清血、补肝美肤、促进血液循环、消除疲劳等功效，对烦躁焦虑有缓解作用。

# 海带绿豆粥

【来源】民间偏方

🥣 材料 ｜ 海带、绿豆各30克，粳米100克

🥄 调料 ｜ 白糖适量

海带　　　　绿豆　　　　粳米

🍲 做法 ｜ 先将海带放入清水中浸泡片刻，捞起，洗净，切碎；绿豆浸泡后洗净；粳米淘洗干净，浸泡半小时。将粳米、绿豆、海带一同放入锅中，加适量清水，共煮为粥。粥成后，加入适量白糖即可。

🍶 用法 ｜ 随量食用。

🎵 功效 ｜ 本方具有消暑解毒、利水泄热的功效，可缓解焦虑情绪。

# 酸枣仁小麦粥

【来源】民间偏方

🥣 材料 ｜ 酸枣仁30克，小麦60克，粳米100克，大枣6颗

酸枣仁　　小麦　　粳米　　大枣

🍲 做法 ｜ 粳米洗净，浸泡半小时；将酸枣仁、小麦、大枣洗净，加适量水煮至沸腾，取汁去渣，加入粳米同煮成粥即可。

🍶 用法 ｜ 早晚服食。

🎵 功效 ｜ 本方养心安神。适用于妇女烦躁、神志不宁、精神恍惚、多呵欠、喜悲伤欲哭，及心悸、失眠、自汗等症。

# 玫瑰花烤羊心

【来源】民间偏方

🥣 材料 ｜ 鲜玫瑰花50克，羊心50克

🥄 调料 ｜ 盐适量

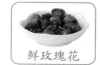
鲜玫瑰花　　　羊心

🍲 做法 ｜ 将鲜玫瑰花放入铝锅中，加盐、水煎煮10分钟，放凉备用；将羊心洗净，切成块，穿在烤签上边烤边蘸玫瑰花盐水，反复在明火上炙烤，烤熟即成。

🍶 用法 ｜ 边烤边食。

🎵 功效 ｜ 本方补心安神。适用于心血亏虚所致的惊悸失眠及郁闷不乐等症。

# 五味山药安神糕

【来源】民间偏方

**材料** | 五味子5克，炒酸枣仁5克，山药500克，蜜枣50克，桂花蜜适量

**做法** | 将山药洗净去皮，切片；将炒酸枣仁和五味子加水以大火煮开，加入山药片，中火再煮15分钟，捞出。将山药片沿碗壁放入碗中，在山药表面摆上一圈蜜枣，再放一层山药，摆一圈蜜枣。将药材捞出，填入碗中山药的空隙之内，用勺背压实。每次食用时，淋上一些桂花蜜。

**用法** | 每日2~3次。

**功效** | 本方有养心安神、健脾益阴、缓解焦虑的功效。

五味子

炒酸枣仁

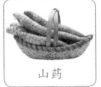
山药

蜜枣

桂花蜜

# 橘皮海带丝

【来源】民间偏方

**材料** | 干海带150克，青菜150克，干橘皮50克，香菜适量

**调料** | 香油、白糖、醋、味精、酱油各适量

**做法** | 把干海带泡软后切丝；将青菜取茎洗净，切丝；干橘皮用热水浸软洗净，切成细丝；香菜切成小段。把海带丝、青菜丝和橘皮丝放入大碗内，加入全部调味料拌匀即可。

**用法** | 佐餐食用。

**功效** | 海带含优质蛋白质和不饱和脂肪酸，还含有碘、钾、烟酸等营养元素；橘皮有特殊的香味。二者合用，能帮助缓解焦虑。

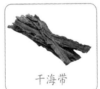
干海带

青菜

干橘皮

香菜

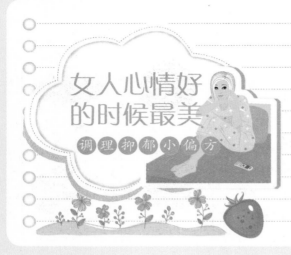

女人心情好的时候最美

调理抑郁小偏方

抑郁症又称忧郁症，是一种常见的心境障碍疾病。典型的临床表现包括三个维度活动的降低：情绪低落、思维迟缓、意志活动减退，严重者可出现自杀念头和行为。因此，一旦发现有意志消沉、抑郁的现象，就应积极进行治疗，以下几道抗抑郁食疗偏方，希望能助您摆脱烦恼。

## 香菇豆腐

【来源】民间偏方

香菇　豆腐

材料 | 香菇75克，豆腐300克

调料 | 料酒、白糖、酱油、水淀粉、盐、胡椒粉各少许，食用油适量

做法 | 豆腐洗净切条；香菇洗净去蒂。锅中放油烧热，下豆腐条，小火煎至金黄色，烹入料酒，下入香菇，放入白糖、酱油翻炒，锅入少许清水，拌炒均匀，加盐、胡椒粉调味，用水淀粉勾芡即可。

用法 | 佐餐食用。

功效 | 本方理气解郁，可缓解紧张、抑郁的情绪，消除焦虑。

## 香附陈皮炒肉

【来源】民间偏方

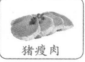

猪瘦肉　香附　陈皮

材料 | 猪瘦肉200克，香附10克，陈皮3克

调料 | 盐3克

做法 | 将香附、陈皮洗净，陈皮切丝备用；猪肉洗净，切片备用。锅内入油烧热，下入猪肉片翻炒片刻，加适量清水煮至猪肉熟烂，放入陈皮丝、香附、盐翻炒几下即可。

用法 | 佐餐食用。

功效 | 本方疏肝解郁、行气止痛，适合郁郁寡欢、食欲不振的患者食用。

# 果仁巧克力

【来源】民间偏方

**材料** | 巧克力100克，杏仁、花生仁各15克

巧克力　杏仁　花生仁

**做法** | 将杏仁、花生仁切碎，铺在烤盘上入烤箱，以150℃约烤3分钟，至果仁碎稍变黄并有香味溢出即可。将巧克力切细碎状，以隔水加热的方式溶化成巧克力酱，但温度不要超过40℃。将果仁碎倒入巧克力酱中拌匀，倒入模具中待其冷却凝固即可。

**用法** | 心情郁闷、烦躁时可食用。

**功效** | 本方具有抗抑郁、兴奋神经的效果。

# 莲子桂圆百合汤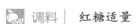

【来源】民间偏方

**材料** | 莲子、桂圆肉、百合各20克

**调料** | 红糖适量

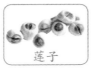  

莲子　桂圆肉　百合

**做法** | 莲子洗净，去心；桂圆肉、百合洗净；将上述材料放入锅中加适量水，约煮1小时后，加入红糖拌匀即可食用。

**用法** | 每晚1次。

**功效** | 本方养心安神，不仅可作为抑郁症的食疗方法之用，还对治疗失眠有良好的疗效。

# 蒸百合枸杞

【来源】民间偏方

**材料** | 百合150克，枸杞100克，蜂蜜适量

百合　枸杞　蜂蜜

**做法** | 将百合、枸杞洗净，放入锅中，加入适量清水煎煮至沸腾，转小火续煮一会儿，关火，稍冷却后加入蜂蜜调味即可。

**用法** | 每晚临睡前食用50克。

**功效** | 本方具有补肾养血、清热除烦、宁心安神的功效，适于忧郁症患者服用，常食还可美容养颜。

# 首乌桑葚粥

**材料** ｜ 首乌20克，合欢、女贞子、桑葚各15克，小米150克

**做法** ｜ 将首乌、合欢、女贞子、桑葚放入锅中，加入适量清水煎煮，去渣取药汁300毫升；小米洗净，放入锅中，加入药汁一起熬煮至粥成即可食用。

**用法** ｜ 每日2次。

**功效** ｜ 本方有滋补肝肾之效，不仅可作为抑郁症的食疗方法，而且对失眠、健忘、烦躁也有很好的改善作用。

首乌

合欢

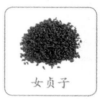

女贞子

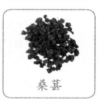

桑葚

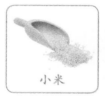

小米

# 莲子红枣粥

**材料** ｜ 莲子、百合各30克，粳米100克，红枣适量

**调料** ｜ 冰糖30克

**做法** ｜ 将莲子、百合、粳米分别洗干净，泡发，与红枣一同放入锅内，加适量水，先用旺火烧开，再用小火熬煮，快熟时加入冰糖，稍煮即成。

**用法** ｜ 早晚分服。

**功效** ｜ 本方具有滋阴健脾、养心安神、补血的功效，对于抑郁症有辅助治疗的作用。

莲子

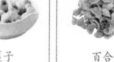

百合

粳米

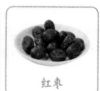

红枣

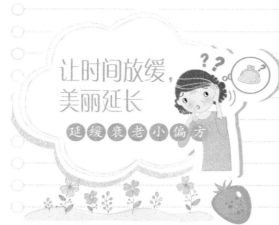

女性30岁左右时体内的雌激素水平就会慢慢下降，并且逐渐失去平衡，一些衰老症状也随之出现。我们的大脑也会开始衰老，重量也开始慢慢减轻，脸部会随之出现皱纹，皮肤也会变得松弛。衰老除了与年龄的增长有关之外，还与饮食密切相关。所以说，要想有效抗衰老，离不开健康的饮食。

## 参乌茶
【来源】民间偏方

🍵 **材料** ｜ 丹参、制首乌各10克

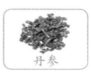

丹参　　　制首乌

🍲 **做法** ｜ 将丹参冲洗干净，与制首乌一同放入瓷碗中熬煮，放凉后即可饮用。

🫖 **用法** ｜ 代茶饮用。

🎵 **功效** ｜ 参乌茶具有补精血、益肝肾的作用，可抗氧化、防衰老。

## 黄精枸杞粥
【来源】民间偏方

🍵 **材料** ｜ 黄精、枸杞各10克，小米50克

黄精　　　枸杞　　　小米

🍲 **做法** ｜ 黄精用清水洗净，放入碗中上蒸锅中蒸至黑色，切成小块。把黄精块放入装有清水的锅中，与小米同熬成粥，再加入枸杞，煮1～2分钟即可。

🫖 **用法** ｜ 早晚分食。

🎵 **功效** ｜ 黄精性平，补诸虚，填精髓；枸杞性平，补肝肾，益精气。本方有补精血、益肾气的作用，可有效延缓衰老。

# 陈皮人参方

【来源】民间偏方

**材料** | 陈皮、人参粉各3克

陈皮

人参粉

**做法** | 取一个干净杯子，放入陈皮，再加入适量开水，冲泡入味，再用陈皮水送服人参粉即可。

**用法** | 每次1.5克，一日2次。

**功效** | 人参性微寒，补五脏、安精神、益元气、通血脉；陈皮性温，理气化痰、燥湿运脾，使人参补而不滞，易于吸收。

# 灵芝香菇糖

【来源】民间偏方

**材料** | 灵芝、香菇各适量

**调料** | 白糖适量

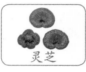
灵芝

香菇

**做法** | 将灵芝、香菇、适量清水放入锅中煎煮，去渣留浓缩液；往浓缩液中加入白糖共煮，制成晶体即可。

**用法** | 开水冲服，每日2~3次。

**功效** | 本方健脑、利血，可提高机体免疫力，适于神经衰弱、失眠、血小板减少、肝炎患者食用，常服可防止衰老，延年益寿。

# 黑芝麻糖

【来源】民间偏方

**材料** | 黑芝麻500克

**调料** | 白糖适量

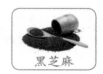
黑芝麻

**做法** | 将黑芝麻放入铁锅中，用小火炒香后晾凉、捣碎，锅入水烧沸，加入黑芝麻碎、白糖熬煮，制成晶体即可。

**用法** | 开水冲服。

**功效** | 本方补阴血、养肝肾、乌须发、长肌肉、填精髓。适用于平时调补，以抗早衰；肺燥咳嗽、皮肤干燥、肝肾阴虚、头发早白者应多食。

# 黄精生地鸡蛋汤

【来源】民间偏方

材料｜黄精、生地各50克，鸡蛋3个

调料｜冰糖20克

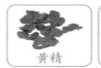  
黄精　　生地　　鸡蛋

做法｜黄精、生地洗净，切片；鸡蛋煮熟，去壳。将黄精片、生地片、去壳鸡蛋放入砂锅内，加适量清水，大火煮沸后，放入冰糖，小火煲半小时，饮汤吃蛋。

功效｜本方具有滋润养颜的功效，对颜面枯槁无华、毛发干枯脱落、面皱肤糙等症状有良好疗效。

# 核桃芝麻糖

【来源】民间偏方

材料｜核桃仁、黑芝麻各250克

调料｜红糖500克

核桃仁　　黑芝麻

做法｜黑芝麻炒香；将红糖放入铝锅内，加适量水，用大火烧开，移小火上煎熬至黏稠时，加炒香的黑芝麻、核桃仁搅拌均匀，即成核桃芝麻糖。

用法｜早、晚各食3块。

功效｜本方健脑补肾、乌发生发，久服有预防早衰的作用。

# 猪里脊肉粥

【来源】民间偏方

材料｜猪里脊肉60克，大米90克

调料｜盐、花椒、香油各适量

猪里脊肉　　大米

做法｜先将猪里脊肉洗净，切片；锅置火上烧热，倒入适量香油，放入猪里脊肉片略炒后加入清水，下入大米一同熬粥，待粥成时调入盐、花椒煮沸即可食用。

用法｜早晚分食。

功效｜本方有补肾养血、滋阴润燥之效，适于肌肤干燥、毛发不荣者食用。

# 白果奶饮
【来源】民间偏方

**材料** | 白果30克，白菊花4朵，雪梨4个，牛奶200毫升

**调料** | 冰糖

**做法** | 将白果去壳，用开水烫去衣、心；白菊花洗净，取花瓣备用；雪梨削皮，取梨肉切粒。将白果、雪梨粒放入锅中，加清水适量，用大火烧沸后，改用小火煲至白果烂熟，加入菊花瓣、牛奶，煮沸，加冰糖调匀即成。

**用法** | 不拘时饮用。

**功效** | 女性常吃此品，可起到祛斑洁肤、润肤增白、抗衰老的作用。

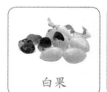
白果

白菊花

雪梨

牛奶

# 参芪补膏
【来源】民间偏方

**材料** | 黄芪100克，人参60克，当归50克，大枣20枚

**调料** | 红糖适量

**做法** | 黄芪、人参、当归放入锅中，加适量清水熬煮，取药汁浓缩至500毫升；将大枣用小火煮烂，取汁、枣泥，放入药汁中煮片刻，然后加入红糖收膏即可。

**用法** | 开水冲服，每次20克，日服3次。

**功效** | 本方具有补脾益肾、养血调经的功效，女性常食可延年益寿、补血美容。

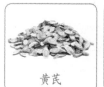
黄芪

人参

当归

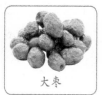
大枣

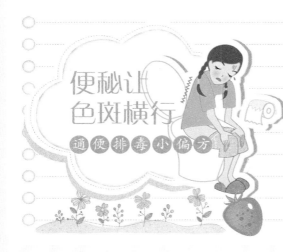

当今社会许多女性由于各种不良的生活习惯或节食减肥等原因引发便秘。便秘是美容和减肥的大敌，无法将体内的毒素和宿便排出，导致脸上出现色斑，甚至腰腹部长出赘肉。所以想要拥有轻盈美丽的身材，首先要解决便秘问题。

# 黑芝麻粳米粥
【来源】《本草纲目》、《调疾饮食辨》

**材料**｜黑芝麻25克，粳米50克

黑芝麻　　　粳米

**做法**｜黑芝麻炒熟后研细末备用，粳米淘洗干净备用，黑芝麻与粳米放入砂锅内，加清水，旺火烧沸后，再改用小火煮至粥成即可。

**用法**｜早晚服食。

**功效**｜本方有补益肝肾、滋养五脏的功效，适于肝肾不足、虚风眩晕、肠燥便秘、病后虚羸、干咳无痰、须发早白、产后乳少者食用。

# 松子糖
【来源】民间偏方

**材料**｜松子仁200克

**调料**｜白砂糖500克，食用油适量

松子仁

**做法**｜先将白砂糖放入锅中加少许水，用小火煎熬至黏稠，再加入松子仁，调匀。然后继续煎熬，直至用铲子挑起成丝状，不粘手时，停火，将糖倒在涂有食用油的盘中，待稍凉，将糖切成小块，即可食用。

**用法**｜每次适量，每日2次。

**功效**｜本方具有润肠通便的功效，适于肠燥便秘者食用。

# 天花粉决明粥

【来源】民间偏方

材料 | 天花粉、决明子各30克，大米60克

调料 | 红糖适量

天花粉

决明子

大米

做法 | 大米洗净，浸泡半小时；将天花粉、决明子放入锅中，加入适量清水，煎煮20分钟后，去渣取汁，然后倒入大米，大火烧开，再转小火续煮成粥，加入适量的红糖调味即可。

用法 | 早晚分服。

功效 | 本方排毒养颜，适于大便干结、小便短赤、面红心烦者食用。

# 槟榔粥

【来源】民间偏方

材料 | 槟榔30克，大米60克

槟榔

大米

做法 | 大米洗净，浸泡半小时；将槟榔洗净，放入锅中，加适量清水煎煮20分钟后，去渣取汁，放入大米煮成粥即可。

用法 | 早晚分服。

功效 | 本方舒肝解郁，适于大便解出困难、大便干结或不干、口苦、频频嗳气、胸闷胁胀、心烦易怒者食用。

# 黄芪粥

【来源】民间偏方

材料 | 黄芪30克，大米60克

黄芪

大米

做法 | 大米洗净，浸泡半小时；将黄芪加适量水煎煮40分钟后，去渣取汁，加入浸泡好的大米煮成粥即可。

用法 | 早晚分服。

功效 | 本方可补中益气，适于气虚引起的大便干结、无力排出、面色无华、气短、头晕眼花者食用。

## 蜂蜜红薯

〔来源〕民间偏方

**材料** | 红心红薯250克，蜂蜜适量

**调料** | 冰糖适量

 红心红薯　 蜂蜜

**做法** | 红薯洗净去皮，切去两头，然后切成条，往锅里倒入适量水，放入冰糖熬煮，加入红薯和蜂蜜，等水沸腾后，用小火焖，汤汁呈现黏稠状时，先把红薯盛放到盘中，再淋上汤汁即可。

**用法** | 佐餐食用。

**功效** | 红薯含粗粮纤维，可促进肠道蠕动；蜂蜜润肠，更有利于排便。

## 胡桃粥

〔来源〕民间偏方

**材料** | 胡桃肉30克，粳米50克

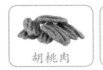 胡桃肉　 粳米

**做法** | 将胡桃肉去皮捣碎，粳米用清水洗两遍，浸泡半小时，锅中盛适量清水，放入粳米煮至粥成，再加入胡桃肉搅拌均匀即可。

**用法** | 早晚各一次。

**功效** | 胡桃肉有润肠、补肾的功效，长期坚持食用本品，能够有效缓解便秘。

## 蜂蜜麻油汤

〔来源〕民间偏方

**材料** | 蜂蜜50克，麻油25克

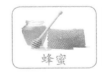 蜂蜜　 麻油

**做法** | 取一干净的碗，把蜂蜜放入碗内搅拌起泡沫，边搅边将麻油缓缓掺入蜂蜜中，再搅匀即可。

**用法** | 用开水冲饮，可代茶饮。

**功效** | 本方具有润肠通便、润肺止咳、润肤生肌、缓急止痛、调补脾胃的功效。

# 红豆杞枣粥

【来源】民间偏方

**材料**｜红豆60克，糙米150克，小米50克，红枣8颗，陈皮8克，枸杞10克

**做法**｜红豆、糙米洗净，浸泡半小时；将红豆先放入锅中加水以中小火煮半小时，再将所有材料放入锅中以大火烧开后转中小火煮半小时即可。

**用法**｜早晚分服。

**功效**｜红豆能通小肠、利小便、去肿胀；陈皮有化痰止咳、助消化的作用。本方对宿食停积、消化不良有很好的食疗效果。

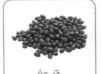
红豆

糙米

小米

红枣

陈皮

枸杞

# 五仁粥

【来源】民间偏方

**材料**｜花生仁、核桃仁、杏仁各20克，郁李仁、火麻仁各10克，小米70克

**调料**｜白糖4克

**做法**｜小米泡发洗净；花生仁、核桃仁、杏仁、郁李仁、火麻仁均洗净。锅置火上，加入适量清水，放入所有材料以大火煮开，再转中火煮至粥成浓稠状，调入白糖拌匀即可食用。

**用法**｜佐餐食用。

**功效**｜本方具有润肠通便、清热泻火的功效，适合便秘患者食用。

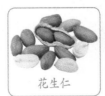
花生仁

核桃仁

杏仁

郁李仁

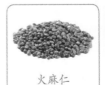
火麻仁

小米

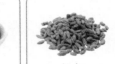

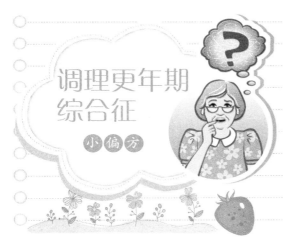

更年期妇女，由于卵巢功能减退，垂体功能亢进，分泌过多的促性腺激素，引起自主神经功能紊乱，从而出现一系列程度不同的症状，如月经变化、面色潮红、心悸、失眠等，称为"更年期综合征"。处于更年期的女性，更要好好地呵护自己，运用以下食疗偏方进行调理，可缓解一系列症状。

## 莲子百合粥

**【来源】** 民间偏方

材料　| 莲子40克，百合、粳米各30克

莲子

百合

粳米

做法　| 莲子洗净，去心；百合洗净；粳米洗净，浸泡半小时。锅置火上，放入粳米、适量水，水沸后加入莲子和百合，煮至粥成即可。

用法　| 早晚服食。

功效　| 本方养心益肾，清心安神，是调理更年期综合征的饮食方法之一，特别适于烦躁不宁、焦虑易怒以及脾胃虚弱症状的更年期综合征患者食用。

## 甘草大枣汤

**【来源】** 民间偏方

材料　| 甘草10克，生小麦30克，大枣5颗

甘草

生小麦

大枣

做法　| 大枣洗净，去核；甘草、生小麦分别洗净，三者一同入锅，加适量清水煎煮，水沸后转小火续煮15分钟即可。

用法　| 代茶饮用，每日1次。

功效　| 本方补血益气、养心安神、抗焦虑，主要以调理精神症状为主，适合更年期综合征患者食用，对情绪不稳定症状有较好的疗效。

# 菊花枸杞茶

【来源】民间偏方

**材料** | 菊花10克，枸杞15克

菊花

枸杞

**做法** | 将菊花、枸杞放入杯中，先用沸水烫一遍，倒掉第一次水，再加入适量沸水冲泡即可。

**用法** | 代茶饮，可重复加水冲泡，直至无味。

**功效** | 本方具有平肝明目、滋补肝肾的功效，对于更年期综合征者易出现的眩晕耳鸣及烦躁易怒症状有很好的食疗效果。

# 母鸡黄芪粥

【来源】民间偏方

**材料** | 母鸡1只，黄芪15克，粳米100克

母鸡

黄芪

粳米

**做法** | 将母鸡去毛、去内脏，剖洗干净后放入锅中，加清水浓煎成鸡汁；将黄芪加水煎2次取汁，加适量鸡汤、粳米共煮成粥。

**用法** | 早晚温热服食。

**功效** | 本方具有益气血、填精髓、补气升阳、固表止汗的功效，对于更年期出汗症状有良好疗效。

# 大枣银耳汤

【来源】民间偏方

**材料** | 大枣60克，银耳20克

**调料** | 冰糖适量

大枣

银耳

**做法** | 将大枣洗净，去核；银耳泡发洗净。锅内加水，放入大枣，大火烧开后去掉浮沫，然后改小火煮15分钟，再加入银耳和冰糖煮5分钟即可。

**用法** | 每日1剂，连服15天。

**功效** | 本方补血益气、滋阴润燥，可缓解女人更年期心悸不安、失眠多梦、潮热盗汗、心烦内躁等症状。

# 浮小麦大枣糖水

【来源】民间偏方

🍵 **材料** ｜ 浮小麦50克，干大枣 3枚

🥄 **调料** ｜ 红糖适量

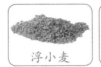
浮小麦

干大枣

🍲 **做法** ｜ 将浮小麦和干大枣放入锅内加3大碗水，用旺火煮沸后，调至小火再煮 25分钟，然后加入红糖煮5分钟即可出锅。

🍶 **用法** ｜ 将汤汁分成两份，早晚各服一份，连服3个月左右。

🍵 **功效** ｜ 本方可除虚热、止汗，对女性更年期出汗症状有很好的疗效。

---

# 双仁珍珠母饮

【来源】民间偏方

🍵 **材料** ｜ 炒酸枣仁12克，柏子 仁5克，珍珠母20克

炒酸枣仁

柏子仁

珍珠母

🍲 **做法** ｜ 将珍珠母放入锅中，加入适量水先煎20分钟，再加入炒酸枣仁、柏子仁 煎15分钟，滤渣后再加入珍珠母汤煮沸即可。

🍶 **用法** ｜ 每日1剂，2次分服。

🍵 **功效** ｜ 本方具有平肝潜阳、安神定惊、清肝明目的功效，适宜女性更年期综合 征、失眠、出汗症状者食用。

---

# 何首乌粳米粥

【来源】民间偏方

🍵 **材料** ｜ 何首乌20克，粳米50克

何首乌

粳米

🍲 **做法** ｜ 将何首乌研成粉末，与粳米放入砂锅内同煮，见粥汤黏稠时停火即可。

🍶 **用法** ｜ 每日早晚各服1次，连服10~20日，休息半月后依法再服。能坚持长期 服，效果更好。

🍵 **功效** ｜ 本方具有强心、降血脂、降血压、补肾益精、乌须黑发等功效，适于失 眠、月经不调、腰膝酸软的患者食用。

# 小麦黄芪红枣粥

【来源】民间偏方

🍊 **材料** | 小麦100克，黄芪、首乌藤各20克，三七5克，红枣10颗，当归10克

🍊 **材料** | 冰糖适量

🍳 **做法** | 将6味药放在砂锅内，加水煎成药汁，煎好后倒出一碗。然后，锅内加水，放入洗净的小麦和红枣，大火烧开，改小火煮成粥；粥将熟时，倒入煎好的药汁，再煮一会儿，放冰糖即可。

🗓 **用法** | 每天早、晚餐食用。

🎵 **功效** | 本方可有效缓解女人更年期失眠多梦、情绪低落以及神经官能症症状。

小麦

黄芪

首乌藤

三七

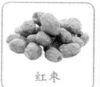
红枣

当归

# 赤豆薏苡仁红枣粥

【来源】民间偏方

🍊 **材料** | 赤小豆、薏苡仁、粳米各30克，红枣10颗，枸杞10克

🍊 **调料** | 白砂糖适量

🍳 **做法** | 赤小豆、薏苡仁、粳米分别洗净，浸泡半小时；红枣洗净去核，掰成两半。将赤小豆、薏苡仁、粳米、红枣、枸杞一同放入锅中，加入适量清水，大火煮沸后转小火续煮至粥熟，最后加入白砂糖调味即可。

🗓 **用法** | 每日3次。

🎵 **功效** | 本方可利水渗湿、补血养颜，适宜更年期有肢体水肿、皮肤松弛、关节酸痛症状者食用。

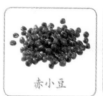
赤小豆

薏苡仁

粳米

红枣

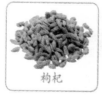
枸杞

# 肤如凝脂，洁白无瑕
## ——护肤小偏方

　　爱美之心人皆有之，虽然美丽没有一定的标准，但是拥有健康、白皙、水嫩、光滑的皮肤，却是美的必要条件。漂亮的外貌，总会令人赏心悦目。俗话说："世界上没有丑女人，只有懒女人。"护肤美肤对于每个女性来说都至关重要，让我们一起来寻找安全有效的护肤偏方，内外调理，配合合理的生活习惯、科学的护理方法、良好的护肤心态，重塑无瑕美肌，让您魅力依旧。

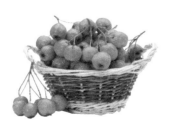

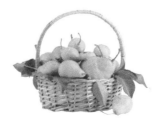

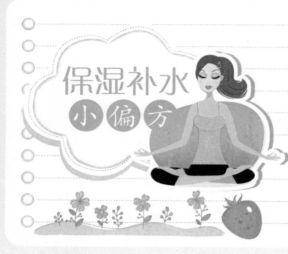

机体内充足的水分，为健康所需，也为美丽所需，适当地补充水分可以滋润皮肤，防止褶皱，减少油脂的积聚，消除人体臃肿。女人皮肤好的首要标准就是水嫩，如果肌肤缺水，色斑、皱纹和皮肤的一些炎症等问题就会找上您，下面这些能保湿补水的偏方，爱美的您不妨试一试！

## 当归黑芝麻粥

【来源】民间偏方

**材料** | 黑芝麻、当归、粳米各50克

 黑芝麻　 当归　 粳米

**做法** | 将黑芝麻放入锅中炒熟，与当归共研成细粉，锅入水烧开，加黑芝麻粉、当归粉煮沸，加入粳米熬煮至粥成即可。

**用法** | 每日1次，连吃2个月。

**功效** | 黑芝麻滋润皮肤、乌发养颜；当归补血活血。本方有利于缓解皮肤干燥的状况，让面色红润，皮肤光滑、细嫩。

**适用肤型** | 任何类型的皮肤均可使用。

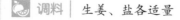

## 莲子百合瘦肉汤

【来源】民间偏方

**材料** | 莲子50克，百合20克，猪瘦肉100克

**调料** | 生姜、盐各适量

 莲子　 百合　 猪瘦肉

**做法** | 将猪瘦肉洗净，切片；百合洗净；生姜洗净，切片；砂锅中放姜片、莲子，小火煮至莲子软熟，放肉片、百合煮熟，加盐调味即可。

**用法** | 每周食用1~3次，坚持2个月即可见效。

**功效** | 本方能缓解皮肤干燥、手足心热等症状，可为肌肤保湿、补充水分。

**适用肤型** | 任何类型的皮肤均可使用。

# 玉竹瘦肉汤
【来源】《中国益寿食谱》

材料 ｜ 玉竹15克，猪瘦肉100克

调料 ｜ 盐、味精各适量

玉竹

猪瘦肉

做法 ｜ 玉竹洗净后用纱布包好；猪瘦肉洗净切块。二者同放入砂锅内，加适量水煎煮，熟后取出玉竹，加盐、味精调味即可。

用法 ｜ 吃肉喝汤，每周食用2～4次，坚持2个月。

功效 ｜ 玉竹滋阴润燥，瘦肉可补充蛋白质。本方可改善干裂、粗糙的皮肤状况。

适用肤型 ｜ 任何类型的皮肤均适用。

# 蜜橘银耳汤
【来源】民间偏方

材料 ｜ 蜜橘200克，干银耳10克，干莲子30克

调料 ｜ 冰糖50克

蜜橘

干银耳

干莲子

做法 ｜ 莲子、银耳水发后，将银耳去蒂放入碗内，上笼蒸1小时取出；蜜橘剥皮去筋。将莲子、银耳、蜜橘肉放入汤锅中煮沸，加冰糖至其溶化即可。

用法 ｜ 每周食用4～5次，坚持1个月即可见效。

功效 ｜ 银耳、莲子和蜜橘含多种营养物质，可滋阴祛斑、美容养颜。

适用肤型 ｜ 任何类型的皮肤均适用。

# 南瓜蛋醋面膜
【来源】《自制面膜》

材料 ｜ 南瓜60克，鸡蛋1个，白醋5克

南瓜

鸡蛋

白醋

做法 ｜ 将南瓜洗净去皮去子，放入锅中蒸熟，捣成泥，放凉备用；鸡蛋打碗中，充分搅散。将南瓜泥、白醋、蛋液倒入面膜碗中，调匀即成。

用法 ｜ 洁面后，将调好的面膜均匀涂抹在脸上，10～15分钟后洗净即可。

功效 ｜ 本方可补充肌肤所需水分与营养，令肌肤水润细嫩。

适用肤型 ｜ 任何类型的皮肤均可使用。

# 香蕉牛奶面膜

【来源】民间偏方

**材料** | 香蕉1根，牛奶100毫升

香蕉

牛奶

**做法** | 将香蕉去皮，切成小段，放入碗中，加入适量牛奶，搅成泥状即可。

**用法** | 均匀涂在脸上，20分钟后洗净即可。

**功效** | 牛奶能润泽肌肤，可使皮肤白皙、光滑，增加弹性。本方有防止皮肤粗糙的功效，可使皮肤细腻光滑。

**适用肤型** | 任何类型的皮肤均可使用。

# 蜂蜜鸡蛋清面膜

【来源】民间偏方

**材料** | 蜂蜜15克，鸡蛋1枚

蜂蜜

鸡蛋

**做法** | 将鸡蛋磕开，只取蛋清部分，倒入碗中，放入适量蜂蜜，搅匀即可。

**用法** | 睡前用软刷子刷在面部，慢慢进行按摩，自然风干约半小时后，用清水洗去，每周2次。

**功效** | 本方具有滋润皮肤、防止皮肤干燥的作用。

**适用肤型** | 任何类型的皮肤均适用。

# 莴笋汁面膜

【来源】《自制面膜》

**材料** | 莴笋100克，牛奶、蜂蜜各适量

莴笋

牛奶

蜂蜜

**做法** | 莴笋去叶、皮后洗净切小块，放入榨汁机中榨汁，然后倒入面膜碗中，加少许蜂蜜和牛奶调匀，再放入面膜纸，浸透即成。

**用法** | 洁面后，将面膜纸敷在脸上，15~20分钟后用清水洗净即可。

**功效** | 莴笋富含维生素，与牛奶、蜂蜜合用。本方能有效保持肌肤润泽，细嫩肌肤。

**适用肤型** | 任何类型的皮肤均适用。

# 蜂蜜甘油面膜

【来源】民间偏方

材料 | 蜂蜜20毫升，甘油30毫升

蜂蜜

甘油

做法 | 取蜂蜜、甘油，加入40毫升水，充分拌匀即可。

用法 | 均匀涂于脸部和颈部，形成薄膜，20~25分钟后将面膜去掉，用清水洗去。每周1~2次，30~45天1个疗程。

功效 | 蜂蜜和甘油混合，具有较强的杀菌作用，还可润泽、营养肌肤。

适用肤型 | 适用于普通干燥性衰萎皮肤。

# 胡萝卜蜂蜜面膜

【来源】民间偏方

材料 | 胡萝卜1根，蜂蜜1匙

胡萝卜

蜂蜜

做法 | 将胡萝卜洗净去皮，切块，榨汁后与蜂蜜一起拌成糊状即可。

用法 | 洁面后，将调好的面膜均匀涂抹在脸上（避开眼部、唇部四周敏感的肌肤），10~15分钟后洗净即可。每周1~2次。

功效 | 胡萝卜能抗氧化、美白肌肤，清除肌肤多余的角质，保湿润肤。

适用肤型 | 任何类型的皮肤均适用。

# 山药丹参面膜

【来源】民间偏方

材料 | 山药、丹参各15克，蜂蜜10克

山药

丹参

蜂蜜

做法 | 山药、丹参分别磨成粉，倒入面膜碗中，加蜂蜜和适量水搅匀即成。

用法 | 洁面后，将调好的面膜均匀涂抹在脸上（避开眼部、唇部四周敏感的肌肤），10~15分钟后洗净即可。每周2~3次。

功效 | 本方能补充肌肤所需的营养与水分，令肌肤光滑水亮。

适用肤型 | 任何类型的皮肤均适用。

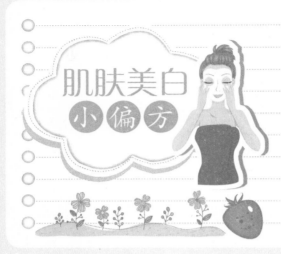

东方女性对皮肤白皙的追求孜孜不倦，俗话说"一白遮三丑"，白皙肌肤往往让人更加美丽。美白是女性一生追求的事，但却不是一朝一夕可以达到的。我们会给您介绍最简单的美白偏方，让您轻轻松松拥有白皙肌肤。

## 薏米美白粥

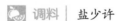 【来源】民间偏方

薏米　　　山药　　　粳米

材料 | 薏米15克，山药、粳米各50克

调料 | 盐少许

做法 | 薏米以冷水泡2小时；山药洗净去皮，切丁。将粳米和薏米同煮50分钟，放入山药续煮，加盐调味即可。

用法 | 每日食用1小碗，坚持长期食用。

功效 | 薏米、山药健脾利湿、排毒养颜，本方可美白嫩肤。

适用肤型 | 任何类型的皮肤均适用。

## 银耳樱桃桂花羹

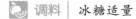 【来源】民间偏方

银耳　　　樱桃　　　桂花

材料 | 银耳50克，樱桃30克，桂花适量

调料 | 冰糖适量

做法 | 银耳用清水泡发，去蒂洗净；樱桃洗净。锅中放入银耳用大火煮开，转小火续煮1小时，放樱桃、桂花煮20分钟，放入冰糖至溶化即可。

用法 | 随意食之。

功效 | 银耳滋阴养颜；樱桃补血益气，本方有补气养血、白嫩皮肤之功效。

适用肤型 | 任何类型的皮肤均适用。

# 莲子桂圆羹

【来源】民间偏方

材料 | 莲子30克，薏米50克，桂圆肉10克

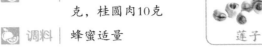
莲子　薏米　桂圆肉

调料 | 蜂蜜适量

做法 | 先将莲子、薏米用清水浸泡半小时，再将桂圆肉一同放入锅内，用小火煮至食材熟烂，再加蜂蜜调味食用。

用法 | 每周3～4次，也可每日食用。

功效 | 本方具有健脑益智、补养心脾、白嫩肌肤的功效。

适用肤型 | 任何类型的皮肤均适用。

# 润肤美白汤

【来源】民间偏方

材料 | 何首乌、玉竹各15克，猪肉250克

何首乌　玉竹　猪肉

调料 | 盐适量

做法 | 何首乌、玉竹洗净；猪肉汆水，加适量清水煮沸后，放入所有材料，用大火煮10分钟，再转小火煮2个小时，加盐调味即可。

用法 | 每周食用1次即可。

功效 | 何首乌、玉竹组合，具有补益精血、美白润肤的功效。

适用肤型 | 任何类型的皮肤均适用。

# 柠檬蜂蜜茶

【来源】民间偏方

材料 | 柠檬1个，蜂蜜适量

柠檬　蜂蜜

做法 | 将柠檬切开去子，放进果汁机内榨出汁，倒在杯中，再加入500毫升凉开水，依据个人口味加入适量蜂蜜拌匀即可。

用法 | 早上、下午各喝一杯，每天坚持，1月即可见效。

功效 | 本方可美容养颜，还可使人心胸舒展、精神愉快。

适用肤型 | 任何类型的皮肤均适用。

# 桂花橘皮饮

【来源】民间偏方

材料 ｜ 西瓜子50克，桂花200克，橘皮100克

西瓜子

桂花

橘皮

做法 ｜ 将西瓜子剥壳，留仁，与桂花、橘皮混合，碾成细末。

用法 ｜ 饭后将粉末用米汤调服，每日3次，每次1勺，连续服用1个月即可见效。

功效 ｜ 本方可滋润肌肤，使皮肤变得白嫩光滑。

适用肤型 ｜ 任何类型的皮肤均适用。

# 绿豆牛奶美白面膜

【来源】民间偏方

材料 ｜ 绿豆15克，牛奶50克

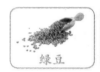
绿豆

牛奶

做法 ｜ 将绿豆连皮磨碎，放入面膜碗中，再将牛奶慢慢倒入，并搅拌成糊状。

用法 ｜ 将调好的面膜均匀敷于面部，从下巴开始，至两颊、鼻子、额头，半小时左右洗掉。每周1次，如果是干性皮肤，建议10天1次。

功效 ｜ 绿豆清热解毒，牛奶美容养颜。本方有清热镇静、美白肌肤的功效。

适用肤型 ｜ 任何类型的皮肤均适用。

# 珍珠粉面膜

【来源】民间偏方

材料 ｜ 珍珠5颗，蜂蜜2汤匙

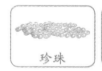
珍珠

蜂蜜

做法 ｜ 将珍珠磨成粉末，倒入面膜碗中，加入蜂蜜和清水搅拌均匀即可。

用法 ｜ 洁面后，将面膜涂在脸上，10分钟后洗去。以每周2～3次为宜。

功效 ｜ 本方可美白嫩肤、增强人体表皮细胞活力，延缓衰老。

适用肤型 ｜ 任何类型的皮肤均适用。

# 鲜奶美白面膜
【来源】民间偏方

🍊 材料 ｜ 鲜牛奶1杯，维生素C 2片

鲜牛奶

维生素C

🍲 做法 ｜ 将维生素C放入捣蒜器中碾成末，将牛奶倒入面膜碗中，加入维生素C粉末，搅拌均匀，然后放入面膜纸浸透即成。

🧴 用法 ｜ 洁面后，将面膜纸稍稍沥干，敷于面部，10~15分钟后洗净。

🥄 功效 ｜ 牛奶和维生素C混合，有美白、保湿的功效，可使肌肤晶莹剔透。

🍶 适用肤型 ｜ 任何类型的皮肤均适用。

# 山竹面膜
【来源】民间偏方

🍊 材料 ｜ 山竹2个，酸奶15克

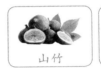
山竹

酸奶

🍲 做法 ｜ 将山竹掰开，取出果肉，用捣蒜器将山竹肉捣成泥状，然后倒入面膜碗中，加入酸奶，用面膜棒搅拌均匀即可。

🧴 用法 ｜ 洁面后，将面膜均匀地涂抹在脸上，15~20分钟后用清水洗净。

🥄 功效 ｜ 本方能有效滋润肌肤、美白保湿，抑制黑色素的形成，让肌肤白皙光洁。

🍶 适用肤型 ｜ 任何类型的皮肤均适用。

# 红石榴牛奶面膜
【来源】民间偏方

🍊 材料 ｜ 石榴50克，牛奶20毫升，面粉适量

石榴

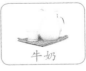
牛奶

面粉

🍲 做法 ｜ 将剥好的石榴放入榨汁机中榨汁，然后去除石榴渣，滤出石榴汁倒入面膜碗中，然后将牛奶、面粉加入碗中搅拌均匀。

🧴 用法 ｜ 洁面后，将面膜均匀涂抹在脸上，15~20分钟后用清水洗净。

🥄 功效 ｜ 石榴抗氧化，能帮助肌肤有效抵御自由基的伤害，有极佳的美白功效。

🍶 适用肤型 ｜ 任何类型的皮肤均适用。

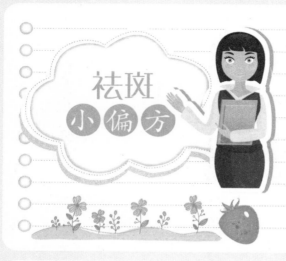

祛斑小偏方

黑斑是女性美丽的大敌，也是很多女性最不愿意看到的。黑斑又称为色斑，多发生在面部，常见于女性，是一种严重影响人们美观并使人心烦的"病症"。脸上如果有斑点，美丽将会大打折扣。以下几个小偏方可有效改善黑斑病症。

# 八宝祛斑粥

【来源】民间偏方

**材料｜** 薏米、芡实、白扁豆、莲子、山药、赤小豆、大枣、粳米各适量

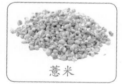
薏米

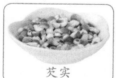
芡实

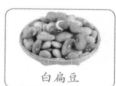
白扁豆

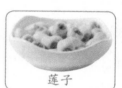
莲子

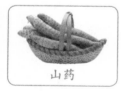
山药

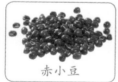
赤小豆

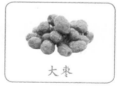
大枣

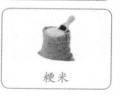
粳米

**调料｜** 冰糖

**做法｜** 将薏米、芡实、莲子、白扁豆、赤小豆均洗净泡发，备用；山药去皮切成小块备用；大枣洗净备用；粳米洗净泡发，放入锅中，加适量清水，再加入所有食材，以大火煮沸后再煎煮20分钟，待粥熟烂后，加适量冰糖调味即可。

**用法｜** 早晚各吃1小碗，久服效果甚佳。

**功效｜** 本方补益气血、祛斑美白，适于面色萎黄、长斑者食用。

**适用肤型｜** 任何类型的皮肤均适用。

# 三仁美容护肤粥

【来源】民间偏方

**材料** ｜ 桃仁、杏仁、白果仁各10克，鸡蛋1个，粳米50克

**调料** ｜ 冰糖10克

**做法** ｜ 将桃仁、杏仁、白果仁研成细末。粳米淘洗干净，放砂锅内，加三仁粉末熬煮成粥，打入鸡蛋，加入白糖调匀即成。

**用法** ｜ 每日1剂，早餐食用。20剂为1个疗程，间隔5日后可接着用下一个疗程。

**功效** ｜ 本方具有活血化瘀、润肠通便、护肤美肤的功效，可有效祛斑。

**适用肤型** ｜ 任何类型的皮肤均可适用。

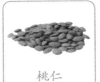
桃仁

杏仁

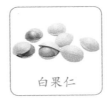
白果仁

鸡蛋

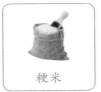
粳米

# 牛奶核桃饮

【来源】民间偏方

**材料** ｜ 牛奶、豆浆、黑芝麻各200克，核桃300克，枸杞适量

**调料** ｜ 白糖适量

**做法** ｜ 将核桃、黑芝麻放入小石磨中，牛奶和豆浆混匀，慢慢倒入小石磨中边倒边磨，磨好后倒入锅内加枸杞煮沸，加入少量白糖，待白糖溶化即可。

**用法** ｜ 每日1次，每次1小碗。可经常食用。

**功效** ｜ 本方有祛斑增白作用，适用于消除面部色斑或皮肤色素沉着。

**适用肤型** ｜ 任何类型的皮肤均适用。

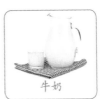
牛奶

豆浆

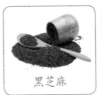
黑芝麻

核桃

枸杞

# 美肤汁

【来源】民间偏方

材料 | 雪梨100克，甘蔗200克，葡萄300克

雪梨

甘蔗

葡萄

调料 | 蜂蜜100克

做法 | 将雪梨、甘蔗、葡萄洗净后放入榨汁机内，搅打成汁，然后滤去渣，留取汁液，加入适量蜂蜜混合均匀，装入瓶中备用。

用法 | 早晚各服用10毫升，用开水冲服。

功效 | 本方清肺热，滋润五脏六腑。适于面部灰暗，长雀斑、黄褐斑者食用。

适用肤型 | 任何类型的皮肤均适用。

# 柠檬祛斑面膜

【来源】民间偏方

材料 | 柠檬30克，白砂糖15克

柠檬

白砂糖

做法 | 柠檬洗净后研碎，然后加入白砂糖拌匀后入瓶封存3天。

用法 | 每天早晚用少许温水冲开，抹在斑处，每次约3分钟，坚持一段时间后雀斑可逐渐隐退。

功效 | 柠檬可以白嫩皮肤，防止皮肤血管老化，消除面部色素斑。

适用肤型 | 除敏感肌肤外都适用。

# 盐醋淡斑面膜

【来源】民间偏方

材料 | 盐2克，白芷12克，干菊花6克，白醋3滴

盐

白芷

干菊花

白醋

做法 | 将菊花和白芷放在捣蒜器中研成细末，倒入面膜碗中，加入醋和盐搅拌均匀即成。

用法 | 洁面后，将面膜均匀涂抹在脸上，15分钟后用清水洗净即可。

功效 | 本方可淡化色斑、刺激皮肤血液循环，令粗糙的肤质更细腻。

适用肤型 | 任何类型的皮肤均适用。

# 珍珠银杏面膜
【来源】民间偏方

材料 | 珍珠、银杏各10克，纯净水适量

 珍珠     银杏

做法 | 将珍珠、银杏磨成粉末，倒入面膜碗中，加适量纯净水搅匀。

用法 | 每日早、晚洁面后，将搅拌好的面膜均匀涂抹在脸上，15～20分钟后用清水洗净即可。

功效 | 本方能阻止黑色素的形成与沉淀，淡化色斑。

适用肤型 | 任何类型的皮肤均适用。

# 白芷白附子面膜
【来源】民间偏方

材料 | 白附子、白芷各10克，蜂蜜、纯净水适量

 白附子     白芷     蜂蜜

做法 | 将白附子、白芷磨成粉，加适量蜂蜜和纯净水调匀。

用法 | 将调好的面膜均匀敷于面部，避开眼周、嘴角肌肤，半小时左右就可以将面膜洗掉。每周1～3次。

功效 | 本方能抑制肌肤黑色素形成与沉淀，消除色斑。

适用肤型 | 任何类型的皮肤均适用。

# 鸡蛋蜂蜜面膜
【来源】民间偏方

材料 | 鸡蛋1个，蜂蜜、蜂王浆各15克，纯净水适量

 鸡蛋     蜂蜜     蜂王浆

做法 | 将鸡蛋取蛋清，置于面膜碗中，然后加入蜂蜜、蜂王浆及适量纯净水搅拌均匀成糊状即可。

用法 | 洁面后，将面膜均匀涂抹在脸上，15～20分钟后用清水洗净。

功效 | 本方能深层净化肌肤，消除肌肤细胞中的毒素，淡化并去除黑斑。

适用肤型 | 任何类型的皮肤均适用。

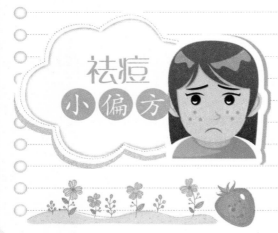

痘痘是困扰女性的一大问题，它不仅影响人整体的美观形象，还会对皮肤造成很大的伤害，要警惕痘痘在你脸上惹的祸，如痘印、毛孔粗大、皮肤粗糙等问题。我们精选的祛痘小偏方，让您用最有效、最健康的方法祛除痘痘和痘印，让您的脸庞细嫩光滑，美丽动人。

## 苦瓜羹
【来源】民间偏方

苦瓜　　火腿肠　　蛋清

- **材料**｜苦瓜半根，火腿肠适量，蛋清30克
- **调料**｜盐、淀粉、香油、食用油各适量
- **做法**｜苦瓜洗净去瓤切碎；火腿切碎。油锅烧至五成热，放苦瓜碎翻炒，加入清水烧开，放火腿碎、盐、淀粉、蛋清煮沸，淋上香油即可。
- **用法**｜一周食用2～3次。
- **功效**｜苦瓜清热解毒，鸡蛋补益气血。本方具有排毒、祛痘的功效。
- **适用肤型**｜任何类型的皮肤均适用。

## 雪梨芹菜汁
【来源】民间偏方

- **材料**｜芹菜100克，西红柿1个，雪梨150克

芹菜　　西红柿　　雪梨

- **做法**｜芹菜、西红柿均洗净；雪梨洗净去皮，把食材全部放入榨汁机中，一同榨取汤汁即可饮用。
- **用法**｜坚持每日饮用，食用期间，忌用油脂类护肤品，少食油腻食物。
- **功效**｜本方可清热、润肤。对治疗肺热、脾胃湿热导致的痤疮效果明显。
- **适用肤型**｜任何类型的皮肤均适用。

## 绿豆海带汤

〇〇〇〇〇〇〇〇〇〇〇〇〇〇〇〇〇〇〇〇〇〇●【来源】民间偏方

🥣 材料 | 绿豆300克，海带50克
🥣 调料 | 白糖适量

绿豆

海带

🍲 做法 | 将绿豆泡发；海带泡发洗净，切成片；砂锅置火上，加入适量清水，下入绿豆和海带熬煮1小时后，加入适量白糖，拌匀即可。
🫖 用法 | 每日1次。
🥄 功效 | 本方清热滋阴、凉血活血，主治肺热导致的痤疮。
🍶 适用肤型 | 油性皮肤适用。

## 百合花柠檬茶

〇〇〇〇〇〇〇〇〇〇〇〇〇〇〇〇〇〇〇●【来源】民间偏方

🍊 材料 | 百合花5克，柠檬片2片

百合花

柠檬片

🍲 做法 | 将柠檬片、百合花倒入杯里，倒入适量开水冲泡，闷约10分钟后即可。
🫖 用法 | 代茶饮用。
🥄 功效 | 本方清热、消炎、除烦、去躁，可清火除痘。
🍶 适用肤型 | 各类型肤质均适用。

## 土豆片鸡蛋贴

〇〇〇〇〇〇〇〇〇〇〇〇〇〇〇〇〇〇〇●【来源】民间偏方

🥣 材料 | 鸡蛋、土豆各1个

鸡蛋

土豆

🍲 做法 | 鸡蛋磕开取蛋清，打散；土豆去皮洗净，切薄片，涂上少许鸡蛋清。
🫖 用法 | 清洁面部后，可以将土豆片贴全脸，也可以先针对有痘痘及痘印的地方贴，待土豆水分干后，换成新的，轮流3次，最后清洁皮肤即可。
🥄 功效 | 本方具有消炎、活血消肿的功效，可辅助祛痘及去痘印。
🍶 适用肤型 | 油性皮肤、混合性皮肤。

# 红酒白醋祛痘

【来源】民间偏方

**材料** | 红葡萄酒、白醋各2滴

红葡萄酒

白醋

**做法** | 取红葡萄酒和醋各两滴，倒入适量清水，轻轻拌匀即可。

**用法** | 取适量红酒白醋混合液轻拍于痘痘患处。

**功效** | 红酒和白醋搭配具有杀菌、防霉、消毒的作用，对于杀灭引发痘痘的细菌有良好的治疗效果。此外，还能够促进角质新陈代谢，使痘印消除。

**适用肤型** | 除敏感肌肤外，各类型肤质均适用。

# 金银花消炎面膜

【来源】民间偏方

**材料** | 干金银花15克，茶树精油1滴

干金银花

茶树精油

**做法** | 金银花洗净，放入砂锅中，加适量清水煎煮20分钟，用干净纱布滤取药汁，加1滴茶树精油搅匀，放入面膜纸浸透即成。

**用法** | 洁面后，将面膜敷在脸上，15～20分钟后用清水洗净即可。

**功效** | 本方能抗菌消炎、杀灭病毒，有效治疗青春痘、面疱等。

**适用肤型** | 各类型肤质均适用。

# 白芷绿豆面膜

【来源】民间偏方

**材料** | 绿豆40克，白芷20克，蜂蜜适量

绿豆

白芷

蜂蜜

**做法** | 将绿豆、白芷均磨成粉，再把绿豆粉与白芷粉混合后，加入适量蜂蜜，搅拌均匀即可。

**用法** | 敷在脸上约15分钟后用清水洗净即可，每周可做2～3次。

**功效** | 本方具有消炎抗菌及清洁的功能。

**适用肤型** | 任何类型的皮肤均适用。

# 西红柿草莓面膜
【来源】民间偏方

材料 | 西红柿1个，草莓2个

西红柿

草莓

做法 | 将西红柿洗净，撕去外皮；草莓去蒂洗净。将西红柿和草莓同时挤压成果汁即成。

用法 | 用果汁涂搽面部痤疮，每日早晚各一次，半小时洗去。

功效 | 本方能清热解毒，且具有美白皮肤的作用。

适用肤型 | 任何类型的皮肤均适用。

# 胡萝卜面膜
【来源】民间偏方

材料 | 胡萝卜500克，面粉5克

胡萝卜

面粉

做法 | 取胡萝卜洗净，捣碎。将捣碎的胡萝卜泥及其汁液加入面粉中，再搅拌均匀。

用法 | 取胡萝卜面膜敷于脸部，隔日一次，10分钟即可。

功效 | 本方有祛除青春痘、淡化斑痕、治疗暗疮、抗皱纹的功效。

适用肤型 | 任何类型的皮肤均适用。

# 芦荟面膜
【来源】民间偏方

材料 | 鲜芦荟叶1片，蜂蜜适量

鲜芦荟叶

蜂蜜

做法 | 芦荟叶洗净切成小片，放入锅中，加水500毫升煮沸后再小火煮15分钟，滤去芦荟渣，取滤液，加入蜂蜜拌匀即成。

用法 | 饮用的同时，用鲜芦荟切片涂抹青春痘，每日1次。

功效 | 本方有抗菌、消炎的作用，可排毒养颜，对祛痘有较好的效果。

适用肤型 | 任何类型的皮肤均适用。

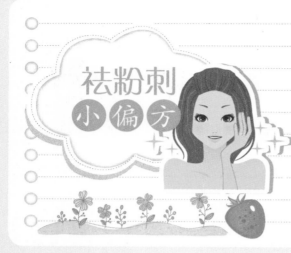

粉刺是痤疮的一种非炎症性皮损，分为闭合性粉刺和开放性粉刺。闭合性粉刺俗称白头，多发于额头、下巴处，看起来是一颗颗小白粒，有一些微微突起。开放性粉刺也称黑头，多发于T字部位。粉刺进一步发展会演变成各种炎症性皮损，因此需要积极控制粉刺发展、恶化。

## 枇杷叶膏

【来源】民间偏方

🥘 **材料** ｜ 鲜枇杷叶100克，蜂蜜适量

鲜枇杷叶

蜂蜜

🍲 **做法** ｜ 将鲜枇杷叶加水8000毫升，煎煮3小时后过滤去渣，再浓缩成膏，兑入适量蜂蜜混匀，贮存备用。

🧴 **用法** ｜ 每次吃10~15克，每日2次，服药期间忌食辛辣刺激性食物及酒类。

🎵 **功效** ｜ 本方有清肺、止咳的功效，适于有粉刺、酒糟鼻等症状的患者食用。

🍶 **适用肤型** ｜ 任何类型的皮肤均适用。

## 枸杞消炎粥

【来源】民间偏方

🥘 **材料** ｜ 枸杞30克，白鸽肉、粳米各100克

🥘 **调料** ｜ 盐、味精各适量

枸杞

白鸽肉

粳米

🍲 **做法** ｜ 白鸽肉洗净，剁成肉泥；枸杞、粳米洗净，放入砂锅中，加鸽肉泥及适量水，小火熬煮，粥成时加入盐、味精调味即可。

🧴 **用法** ｜ 每日1剂，分2次食用，5~8剂为1个疗程。

🎵 **功效** ｜ 本方具有排毒驱邪、养阴润肤的功效。

🍶 **适用肤型** ｜ 各种类型的肤质均适用。

# 柠檬皮甘蔗汁

【来源】民间偏方

**材料** 柠檬皮10克，葡萄干20粒，甘蔗一小节

柠檬皮

葡萄干

甘蔗

**做法** 把鲜柠檬皮、葡萄干、甘蔗一起放进锅里，加上4碗水煎煮成1碗水即可。

**用法** 午饭前服用，连服3天。一周后脸上的粉刺、痘痘就能渐渐消掉。

**功效** 柠檬皮含挥发油、鞣质等，有解毒润肤的作用。

**适用肤型** 各种类型的肤质均适合。

# 胡萝卜桃叶汁

【来源】民间偏方

**材料** 胡萝卜500克，桃树叶10片

胡萝卜

桃树叶

**做法** 新鲜胡萝卜洗净去皮，放入榨汁机中榨汁。取10片桃树叶煎成400毫升的汤汁，然后将两种汤汁混匀即可。

**用法** 混合的汁液用来洗脸，每天洗3次。

**功效** 本方可清热解毒、祛痘，还可改善面色，使肤色均匀。

**适用肤型** 各种类型的肤质均适合。

# 盐水冲洗

【来源】民间偏方

**材料** 盐适量

食用盐

**做法** 将少许盐加适量清水冲兑，搅匀备用。

**用法** 用盐水冲洗长粉刺的地方，每天1~2次，2~3天就能抑制粉刺的生成。

**功效** 盐水具有消炎杀菌的作用，可以在一定程度上抑制粉刺生长，对于粉刺初期尤为有效。

**适用肤型** 油性肌肤。

# 牛奶盐

🍊 **材料** ｜ 盐、牛奶各适量

食盐

牛奶

🍲 **做法** ｜ 在牛奶中加入少许盐，略微搅拌均匀即可。

🧴 **用法** ｜ 在盐半溶解状态下，用来按摩，由于此时的盐未完全溶解仍有颗粒，所以在按摩的时候必须轻柔，半分钟后用清水冲洗干净。

🥄 **功效** ｜ 盐和牛奶搭配，能有效清除因毛孔堵塞引起的黑头粉刺。

🍶 **适用肤型** ｜ 各种类型的肤质均适合。

# 陈醋蛋清

🍊 **材料** ｜ 鸡蛋2个，陈醋200毫升

鸡蛋

陈醋

🍲 **做法** ｜ 将鸡蛋整个放入陈醋中，浸泡3天。取出鸡蛋，取蛋清倒入碗内，搅拌均匀，放入面膜纸浸泡。

🧴 **用法** ｜ 洁面后，将面膜纸敷于面部，可用手指轻轻按摩鼻头部位。

🥄 **功效** ｜ 本方清热解毒，可控制粉刺的生长，还能滋润和修复受损的肌肤。

🍶 **适用肤型** ｜ 油性皮肤。

# 蒸脸清洁

🍊 **材料** ｜ 清水适量

清水

🍲 **做法** ｜ 将适量清水用大火烧开倒出备用。

🧴 **用法** ｜ 装大半盆热水，屏气将脸置于盆口，四周以湿毛巾围严，蒸汽浴面。重复几次后用温水洗脸，洗完脸后马上使用爽肤水进行保湿。每周2~3次。

🥄 **功效** ｜ 本方可以使面部毛孔保持通畅，一般2周见效。

🍶 **适用肤型** ｜ 各种类型肤质均适合。

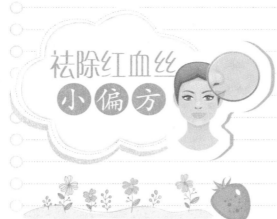

红血丝主要是因为面部毛细血管扩张、角质层受损或一部分毛细血管位置表浅而引起。红血丝患者的面部看上去比一般人肤色红，人们常称其为高原脸或红脸蛋，有的仅仅是两侧颧部发红，边界呈圆形，一般呈丝线状排列。以下几个小偏方可以帮您有效祛除红血丝。

## 绿豆百合面膜
【来源】民间偏方

🍲 材料 | 绿豆20克，百合、玫瑰花各10克，蜂蜜适量

绿豆　百合　玫瑰花　蜂蜜

🍳 做法 | 绿豆浸泡后去皮晒干，研末；百合、玫瑰花研末，以2∶1∶1的比例混合，加适量蜂蜜、清水拌匀即可。

🧴 用法 | 洁面后涂于脸上，坚持用1个月。

🎐 功效 | 本方可清热解毒，增强皮肤抵抗力，有效改善红血丝症状。

🍶 适用肤型 | 敏感性肌肤。

## 甘菊玫瑰面膜
【来源】民间偏方

🍲 材料 | 甘菊10克，玫瑰精油1滴，橄榄油5克

甘菊　玫瑰精油　橄榄油

🍳 做法 | 甘菊洗净，用开水冲泡15分钟后滤出汁液，倒入玫瑰精油和橄榄油混合即成。将面膜纸放入面膜汁液中。

🧴 用法 | 洁面后，取面膜敷于脸部，10～15分钟后洗净。

🎐 功效 | 本方有镇静舒缓的作用，可以有效改善敏感的红血丝皮肤。

🍶 适用肤型 | 敏感性肌肤。

# 自制精油

【来源】民间偏方

**材料** | 橙花精油5滴，薰衣草精油、洋甘菊精油各3滴

 橙花精油　 薰衣草精油　 洋甘菊精油

**做法** | 将上述精油各取两滴倒入干净容器中进行调和，混匀后待用。

**用法** | 每天睡前将精油轻轻涂于面部，并配合进行面部按摩10~15分钟。如果皮肤上有残存的、未被吸收的油，可以简单地用干净的面巾纸擦去。

**功效** | 本方可以有效收缩扩张的毛细血管，达到去红血丝的效果。

**适用肤型** | 各种类型的肤质均适合。

# 芦荟蛋白方

【来源】民间偏方

**材料** | 芦荟叶1片，鸡蛋1个，蜂蜜少许

 芦荟叶　 鸡蛋　 蜂蜜

**做法** | 鸡蛋打开，留取蛋清；将芦荟叶洗净，去皮，切小块后，倒入蛋清中，加适量蜂蜜调匀。

**用法** | 将调好的芦荟蛋清汁敷于红血丝部位，10分钟后用温水清洗干净即可。

**功效** | 芦荟有消炎、清热解毒的作用。本方可抑制红血丝发作。

**适用肤型** | 各种类型的肤质均适合。

# 玫瑰花维E方

【来源】民间偏方

**材料** | 玫瑰花瓣10克，维生素E胶囊1颗，纯净水适量

 玫瑰花瓣　 维生素E胶囊

**做法** | 将玫瑰花瓣放入锅内，倒进适量纯净水，小火煮1小时后取汁，将维生素E胶囊破开取油，加入玫瑰汁中搅拌均匀即可。

**用法** | 用小棉棒蘸取混合液涂于红血丝处。

**功效** | 维E能充分温润秋冬季节干燥泛红的肌肤，玫瑰也有收敛镇静、褪红的作用。

**适用肤型** | 适宜敏感肌肤，油性肌肤不宜使用。

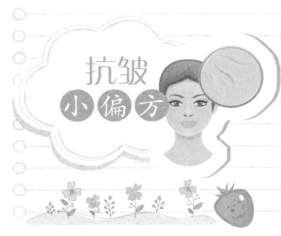

衰老是每个人都必须经历的，这是自然规律，但女人都怕衰老，而脸上的皱纹就是女人衰老的象征。只有内外兼修，才是最科学、最有效的保持年轻的法则。读者可以根据自己的情况找到合适的偏方，从而使您散发出年轻美丽的气质。

## 黑芝麻桂圆粥

【来源】民间偏方

**材料** | 黑芝麻30克，桂圆80克，糯米500克

**调料** | 红糖适量

黑芝麻

桂圆

糯米

**做法** | 将桂圆洗净待用；糯米洗净放入锅内，加适量桂圆、黑芝麻，用旺火煮至六成熟，加入红糖，再煮片刻即可食用。

**用法** | 每周2~3次，坚持长期食用。

**功效** | 本方具有养血乌发、健美肌肤、延缓衰老的功效，适合早衰者食用。

**适用肤型** | 各种类型的肤质均适合。

## 山药薏米羹

【来源】民间偏方

**材料** | 薏米30克，山药8克

**调料** | 冰糖、水淀粉各适量

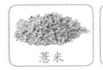
薏米

山药

**做法** | 山药洗净，切片；把山药片和泡发好的薏米倒入锅中，烧开后转小火煮40分钟至锅中材料熟烂，加入冰糖，待其溶化后，加入水淀粉勾芡即可。

**用法** | 每日早餐食用1碗，可长期食用。

**功效** | 本方具有益志安神、延年益寿、益气补血的功效，可有效抗皱。

**适用肤型** | 各种类型的肤质均适合。

# 黄豆海带猪蹄汤

【来源】《仙传四十九方》

猪蹄　　水发黄豆　　海带

| 材料 | 猪蹄500克，水发黄豆100克，海带80克 |
| --- | --- |
| 调料 | 姜片、盐各适量 |
| 做法 | 猪蹄、黄豆、海带洗净，一同放入锅中，加姜片、盐、清水烧沸，再改用小火炖至食材熟烂即可出锅。 |
| 用法 | 吃猪蹄、黄豆、海带，喝汤。每周1次。 |
| 功效 | 本方具有滋润皮肤、增强皮肤韧性和弹性等作用，能减少皱纹。 |
| 适用肤型 | 各种类型的肤质均适合。 |

# 莲子百合汤

【来源】传统药茶方

 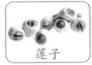
百合　　莲子

| 材料 | 百合、莲子各15克 |
| --- | --- |
| 调料 | 冰糖适量 |
| 做法 | 莲子洗净去心，入锅中煮沸，加入白糖、百合小火续煮半小时即可。 |
| 用法 | 每日早餐食用，每周3～4次。 |
| 功效 | 莲子、百合健脾益气、养心安神，能帮助舒缓心悸、失眠和精神紧张的状况，有效延缓皮肤衰老，防止皱纹出现。 |
| 适用肤型 | 各种类型的肤质均适合。 |

# 银耳枸杞汤

【来源】传统药茶方

银耳　　枸杞　　桂圆

| 材料 | 银耳、枸杞、桂圆各15克 |
| --- | --- |
| 调料 | 冰糖15克 |
| 做法 | 银耳泡好，洗净，放入开水中稍烫一下；枸杞洗净，桂圆切丁。将银耳、枸杞上屉蒸熟，再将银耳、枸杞、桂圆、冰糖放锅中煮沸即可。 |
| 用法 | 每周2～3次，长期食用。 |
| 功效 | 本方可强身滋补、养阴润肺，对延缓皮肤衰老、抗皱有很好疗效。 |
| 适用肤型 | 各种类型的肤质均适合。 |

# 童春茶

【来源】传统药茶方

🥄 **材料** | 菟丝子3克，牛膝、山药、茯苓、续断各2克，红茶10克

🍯 **调料** | 蜂蜜适量

🍲 **做法** | 将菟丝子洗净，用清水浸泡；牛膝、山药、茯苓、续断洗净备用；砂锅置火上，加入500毫升水，将以上药材全部倒入锅中，用大火煮沸后再转小火熬10～15分钟，将备好的红茶加入锅内焖煮3分钟，依据个人口味添加蜂蜜调味即可食用。

🏺 **用法** | 当茶水频服。

🍵 **功效** | 本方有补脾肾、养气血、益精神、抗皱、防衰老的功效。

🍶 **适用肤型** | 各种类型的肤质均适合。

菟丝子

牛膝

山药

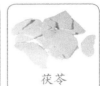
茯苓

续断

红茶

# 仙寿茶

【来源】传统药茶方

🥄 **材料** | 人参3克，牛膝、巴戟、杜仲、枸杞各2克，红茶5克

🍲 **做法** | 将上述药材加500毫升水煎煮10～15分钟，即可冲泡红茶饮用。

🏺 **用法** | 频频饮用，可以反复加水冲服药汁，冲饮至味淡。

🍵 **功效** | 本方有滋补气血、养精益脑的功效，可抗皱、防衰老。

🍶 **适用肤型** | 各种类型的肤质均适合。

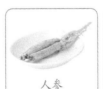
人参

牛膝

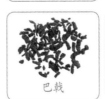
巴戟

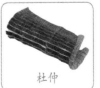
杜仲

枸杞

红茶

# 龟鹤二仙茶

【来源】《仙传四十九方》

| 材料 | 鹿角、龟板各2克，人参3克 |

鹿角　　龟板　　人参

| 调料 | 红茶5克 |

**做法** | 用350毫升水煎煮鹿角、龟板、人参，当水煮沸后再续煮15～30分钟，然后滤出药汁冲泡红茶饮用。冲饮至味淡。

**用法** | 每日1剂。

**功效** | 本方有滋精补血、益气提神、延缓衰老、抗皱的功效。

**适用肤型** | 各种类型的肤质均适合。

# 奶酪蛋清面膜

【来源】《自制面膜》

| 材料 | 鸡蛋1个，奶酪20克 |

鸡蛋　　奶酪

**做法** | 将鸡蛋磕开，取蛋清置于面膜碗中，将奶酪放入面膜碗中拌匀。

**用法** | 洁面后，将搅拌好的面膜均匀涂抹在脸上，15～20分钟后，用清水洗净即可。

**功效** | 本方能有效滋养肌肤，活化肌肤细胞，有效去皱嫩肤。

**适用肤型** | 各种类型的肤质均适合。

# 芦荟黑芝麻面膜

【来源】民间偏方

| 材料 | 黑芝麻50克，芦荟2片，蜂蜜适量 |

　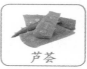　

黑芝麻　　芦荟　　蜂蜜

**做法** | 将芦荟洗净去皮，切块，打成泥；黑芝麻磨成粉。将黑芝麻粉、芦荟泥、蜂蜜一同倒在面膜碗中，充分搅拌，调成稀薄适中的糊状即可。

**用法** | 洁面后，将搅拌好的面膜均匀涂抹在脸上，15～20分钟后洗净。

**功效** | 本方能促进肌肤细胞更新，有效延缓细胞衰老。

**适用肤型** | 各种类型的肤质均适合。

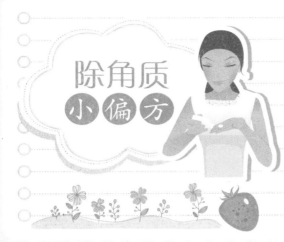

角质层位于肌肤的最外层，具有保护肌肤、锁住水分的功能，但是现在各种原因导致人们的角质无法正常代谢，厚厚地堆积在表面，导致皮肤粗糙、暗沉，各种护肤品、保养品也无法被完全吸收。要让肌肤健康美丽，就需要去除肌肤表面的老废角质，让肌肤重新呼吸。

## 精盐按摩除角质

【来源】民间偏方

**材料** │ 精盐适量

精盐

**用法** │ 洗脸后稍干片刻，将精盐涂抹于全脸，并进行按摩，30秒后用大量的水冲洗，皮肤的光滑细致将立刻重现，一周一次即可。

**功效** │ 精盐能细腻皮肤，去除角质。

**适用肤型** │ 各种类型的皮肤均适用。

## 珍珠粉除角质

【来源】民间偏方

**材料** │ 珍珠粉适量

珍珠粉

**做法** │ 取适量珍珠粉放入小碟中，加入适量清水，将珍珠粉调成膏状。

**用法** │ 将调好的珍珠粉均匀地涂在脸上，用脸部按摩的手法按摩，直到脸上的珍珠粉变干，再用清水将脸洗净即可。此法每周可用两次。

**功效** │ 珍珠粉能很好地去除老化的角质和黑头。

**适用肤型** │ 各种类型的肤质均适合。

# 砂糖除角质面膜

- 材料｜砂糖2大匙，牛奶30毫升

- 做法｜砂糖磨成粉，将砂糖粉加入牛奶中，充分搅拌制成面膜。
- 用法｜敷于洗干净的面颊、鼻头、额头部位，用指尖轻轻打圈、推磨，有黑头的地方就用力一点，两分钟后用温水、洗面皂洗净。
- 功效｜本方可以去角质、死皮，并加速皮肤的新陈代谢。
- 适用肤型｜各种类型的肤质均适合。

# 橄榄油除角质面膜
【来源】民间偏方

- 材料｜纯橄榄油、蜂蜜各适量

- 做法｜把纯橄榄油加热至37℃左右，再加入适量蜂蜜，将面膜纸浸透。
- 用法｜将面膜取出，覆盖在脸上，20分钟后取下，用清水洗净即可。
- 功效｜橄榄油有防止皮肤衰老、润肤、祛斑、除皱、去角质的功效。
- 适用肤型｜干性皮肤。

# 黑芝麻牛奶露
【来源】民间偏方

- 材料｜黑芝麻9克，蜂蜜30毫升，牛奶1盒

- 做法｜将黑芝麻磨成粉，与蜂蜜一起搅匀即可。
- 用法｜用芝麻蜂蜜液轻轻按摩脸部，避开眼唇、发际，循肌理按摩，鼻翼两侧可以加强力度，用温牛奶洗净后，再用清水及洗面乳清洗一次。
- 功效｜本方可有效去除角质，牛奶温和滋润，可使皮肤从内透白。
- 适用肤型｜各种类型的肤质均适合。

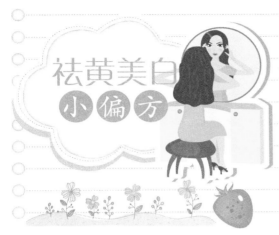

过多地摄入胡萝卜素或长期服用带有黄色素的药物，会造成血液循环不良。如果堆积在皮肤表面的油腻、老旧角质及污垢未及时清除，还会导致面部发黄。学习一些祛黄美白的小偏方，安全有效地打造健康明亮的肌肤。

## 人参山药小米粥

【来源】民间偏方

**材料**｜人参10克，山药50克，小米100克

　人参
　山药
　小米

**做法**｜人参洗净煎水；山药去皮，切成小块；小米淘洗干净，将所有材料一同入锅熬煮成粥即可食用。

**用法**｜日服1剂。

**功效**｜本方益气养血，适于脾弱血虚、元气不足所致面色暗黄者食用。

**适用肤型**｜各种类型的肤质均适用。

## 红枣菊花粥

【来源】民间偏方

**材料**｜红枣50克，粳米100克，菊花15克

**调料**｜红糖适量

　红枣
　粳米
　菊花

**做法**｜将红枣、粳米、菊花洗净，然后一同放入锅内加清水适量煮粥，待粥煮至浓稠时，放入适量红糖调味即可食用。

**用法**｜每日食用，长期坚持。

**功效**｜本方具有健脾补血、清肝明目的功效，长期食用可美白、保健肌肤。

**适用肤型**｜各种类型的皮肤均适用。

# 莲实美容羹

【来源】民间偏方

材料 | 莲子、芡实各30克，薏米50克

调料 | 蜂蜜适量

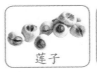 莲子　 芡实　 薏米

做法 | 莲子、芡实、薏米浸泡半小时；将所有材料放入锅中，用小火煮至烂后再放入适量的蜂蜜调味即可食用。

用法 | 每周食用3～4次，坚持长期食用。

功效 | 本方大补元气、补脾养胃，可改善脾胃失调导致的脸色暗黄。

适用肤型 | 各种类型的皮肤均适用。

# 补血美颜羹

【来源】民间偏方

材料 | 川芎3克，当归6克，粳米100克

调料 | 鸡汤适量

 川芎　 当归　 粳米

做法 | 粳米洗净；当归、川芎洗净后装入小布袋中，放入砂锅内，加鸡汤共熬成药汁，再放入粳米煮成粥即可食用。

用法 | 每周食用1～2次即可。

功效 | 当归、川芎均有补气活血、补血养颜的功效，还可有效改善暗黄肤质。

适用肤型 | 各种类型的皮肤均适用。

# 银耳桂花羹

【来源】民间偏方

材料 | 银耳50克，桂花适量

材料 | 冰糖适量

 银耳　 桂花

做法 | 银耳泡发，洗净；桂花洗净，备用。锅入水烧开，加入银耳煮10分钟左右，接着再放入桂花、冰糖，煮至冰糖溶化即可食用。

用法 | 每日随意食之，长期坚持。

功效 | 本方有补气、养血、白嫩肌肤、美容养颜的功效。

适用肤型 | 各种类型的皮肤均适用。

# 养颜茶

【来源】民间偏方

材料｜生姜500克，红茶250克，甘草150克

 生姜　 红茶　 甘草

做法｜将生姜、红茶、甘草研细末，用开水冲服。

用法｜每次15~25克，清晨煎服或泡水代茶饮，每日数次。

功效｜本方具有补脾健胃、安神养血、解郁之功效，久服令人容颜白嫩、皮肤细滑、皱纹减少。

适用肤型｜各种类型的皮肤均适用。

# 桃花冬瓜面膜

【来源】民间偏方

材料｜冬瓜子、桃花各100克，蜂蜜10毫升

 冬瓜子　 桃花　 蜂蜜

做法｜将冬瓜子洗净去皮；桃花洗净，搅拌成泥，然后倒入面膜碗中，加入蜂蜜，用面膜棒搅拌均匀即可。

用法｜洁面后，将面膜均匀涂抹在脸上，15~20分钟后用清水洗净。

功效｜本方能促进肌肤新陈代谢，令肌肤变得红润光滑。

适用肤型｜各种类型的肤质均适用。

# 柠檬橘子面膜

【来源】民间偏方

材料｜柠檬、橘子各1个，面粉15克

 柠檬　 橘子　 面粉

做法｜将橘子和柠檬榨汁，倒入面膜碗中，加入面粉搅匀。

用法｜洁面后，将面膜均匀涂抹于面部，15~20分钟后用清水洗净。

功效｜柠檬和橘子均含有丰富的维生素C、果酸等，能帮助提亮肤色，改善肌肤暗沉、粗糙的状况，让肌肤变得清透亮白。

适用肤型｜各种类型的皮肤均适用。

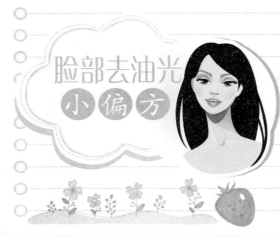

脸上泛的"油",其实是皮脂腺分泌的皮脂,主要出现在额头、鼻梁及下巴的T字区域里,这些部位往往显得油亮亮的,而且分泌的油脂容易堵塞毛孔,会形成黑头和粉刺。油光满面也总给人脸没洗干净的感觉,想要摆脱这些烦恼,可以使用以下几种小偏方,让您的皮肤变得更加清爽!

## 淘米水去油光

【来源】民间偏方

**材料** 大米适量

大米

**做法** 把大米放入容器中,加入清水搓洗一遍后,将淘米水倒掉,然后再加入清水搓洗,留下第二遍淘米水静置一晚备用。

**用法** 经过一晚沉淀的淘米水,取其上部清澈部分,倒入洗脸盆中洗脸即可。

**功效** 淘米水对油性皮肤有温和的清洁作用。

**适用肤型** 油性肌肤。

## 茉莉花液爽肤水

【来源】民间偏方

**材料** 茉莉花10克,医用酒精适量

茉莉花

医用酒精

**做法** 取未全开的茉莉花浸入冷开水中,密封静置数日后,兑入少许医用酒精拌匀。

**用法** 温水洗净脸后,轻轻拍在脸上直至吸收即可。

**功效** 酒精可清爽肌肤,收缩毛孔;茉莉花清爽去油腻。本方可改善油性肌肤。

**适用肤型** 油性肌肤。

# 香蕉绿豆面膜

【来源】民间偏方

材料｜香蕉半根、绿豆10克，清水适量

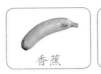
香蕉

绿豆

清水

做法｜将香蕉去皮捣成泥；绿豆磨成粉。然后将香蕉泥、绿豆粉倒在面膜碗中，再加入适量清水，用面膜棒充分搅匀即可。

用法｜洁面后，将面膜均匀地涂抹在脸上，15～20分钟后用清水洗净。

功效｜本方能深层洁净肌肤，清除毛细血管中的油腻与杂质。

适用肤型｜油性皮肤。

# 酸奶梨面膜

【来源】民间偏方

材料｜梨半个，酸奶适量，面粉少许

梨

酸奶

面粉

做法｜将梨洗净，去皮、子，切块，放进榨汁机中榨汁，往梨汁中加入酸奶和面粉，调成糊状即可。

用法｜将调好的面膜敷在洗净的脸上，10分钟后用温水洗净。

功效｜本方可令肌肤清爽不油腻。

适用肤型｜油性肌肤。

# 西红柿柠檬面膜

【来源】民间偏方

材料｜西红柿1个，柠檬半个，面粉适量

西红柿

柠檬

面粉

做法｜将西红柿、柠檬切成片，捣成泥状，再加入适量的面粉搅成糊状即可。

用法｜洗净脸后，均匀地涂抹在脸上，等待半小时后，用温水洗净即可，每周敷2～3次。

功效｜西红柿、柠檬有很好的去油效果。

适用肤型｜油性皮肤。

## 蛋清绿豆粉面膜

【来源】民间偏方

**材料**｜绿豆、滑石各适量，鸡蛋1个

绿豆

滑石

鸡蛋

**做法**｜绿豆、滑石均磨成粉；先将鸡蛋磕开，然后取出蛋清，加入适量绿豆粉和少量滑石粉，搅拌成糊状即可。

**用法**｜洗净脸后，将面膜敷在脸上15分钟，最后用温水洗净即可。

**功效**｜绿豆、滑石具有镇静、美白的作用，还能有效去油。

**适用肤型**｜油性肌肤。

## 黄瓜维E面膜

【来源】民间偏方

**材料**｜黄瓜半根，维生素E 1滴

黄瓜

维生素E

**做法**｜将黄瓜洗净，切块，放进榨汁机中榨汁，再与1滴维生素E混合均匀。

**用法**｜将调匀的面膜涂在脸上，15分钟后洗净，1周2次。

**功效**｜黄瓜清热解毒、清爽控油，能有效改善肌肤油腻。

**适用肤型**｜油性肌肤。

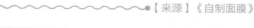

## 胡萝卜酸奶面膜

【来源】《自制面膜》

**材料**｜胡萝卜半根，柠檬汁、酸奶各适量

胡萝卜

柠檬汁

酸奶

**做法**｜将胡萝卜洗净去皮切块，然后放入搅拌机中搅拌成泥；将胡萝卜泥、柠檬汁、酸奶倒入面膜碗中，用面膜棒充分搅拌均匀即可。

**用法**｜洁面后，将面膜均匀涂在脸上，15～20分钟后用清水洗净即可。

**功效**｜本方可清除肌肤的老化角质，对油腻肌肤具有镇静控油的作用。

**适用肤型**｜油性肤质。

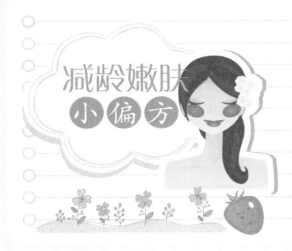

现代人的年龄是一个很难猜测的话题，少女拼命想要装成熟，而中老年人更希望能够恢复年轻时的光彩。通过皮肤保养，让皮肤保持年轻状态，从而达到减龄嫩肤的目的已经不再是梦想。下面为大家介绍的小偏方可帮助您找回昔日的青春魅力。

## 红薯小米粥

【来源】民间偏方

| 材料 | 红薯150克，小米30克 |
| 调料 | 白糖35克 |

红薯

小米

**做法** ｜ 红薯去皮洗净，切丁；将小米、红薯丁共煮成粥，加白糖拌匀即成。

**用法** ｜ 可每日当晚餐或者早餐食用。

**功效** ｜ 小米粥素有"黄金粥"的美称，加入红薯后有滋阴养血、和胃安眠、美容养颜的作用。

**适用肤型** ｜ 各种类型的肤质均适用。

## 百合南瓜露

【来源】民间偏方

| 材料 | 南瓜200克，百合30克 |
| 调料 | 白糖30克 |

南瓜

百合

**做法** ｜ 把去皮洗净的南瓜切成小块，放入锅中用大火煮约10分钟至南瓜熟软，倒入洗净的百合煮沸，放入白糖拌匀即可。

**用法** ｜ 每日食用，长期坚持。

**功效** ｜ 南瓜、百合具有抗氧化的作用，可延缓皮肤衰老。

**适用肤型** ｜ 各种类型的肤质均适用。

# 西红柿炒山药片

【来源】民间偏方

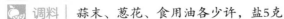

材料 | 西红柿100克，山药200克

调料 | 蒜末、葱花、食用油各少许，盐5克

西红柿　　山药

做法 | 西红柿、山药洗净切片；山药焯水。热油锅放蒜末爆香，放入西红柿片、山药片炒匀，加盐调味，注入少许清水烧开，撒上葱花拌匀即成。

用法 | 佐餐食用，每周3～4次。

功效 | 本方有健脾开胃、益气养血、美容养颜的功效。

适用肤型 | 各种类型的肤质均适用。

# 苦瓜炒杏鲍菇

【来源】民间偏方

材料 | 苦瓜150克，杏鲍菇100克，红椒15克

调料 | 姜片、蒜末、葱白、盐、食用油各少许

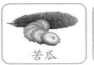

苦瓜　　杏鲍菇　　红椒

做法 | 将苦瓜、杏鲍菇切片，焯煮后捞出；红椒切小块。油锅烧热，放红椒块、姜片、蒜末、葱白爆香，放苦瓜片、杏鲍菇片炒匀，加盐调味即成。

用法 | 佐餐食用，每周4～5次。

功效 | 本方能调节内分泌、抗氧化、提高人体免疫力，帮助保持皮肤弹性。

适用肤型 | 各种类型的肤质均适用。

# 雪梨蜂蜜苦瓜汁

【来源】民间偏方

材料 | 雪梨100克，苦瓜120克，蜂蜜10毫升

雪梨　　苦瓜　　蜂蜜

做法 | 苦瓜、雪梨均洗净切块，一起榨汁，加蜂蜜调味即成。

用法 | 取汁饮用，隔日一次即可。

功效 | 雪梨和蜂蜜搭配，能够最大限度地降低苦瓜苦涩的味道，而且可以清热祛火、滋阴养颜，保持皮肤滋润细腻。

适用肤型 | 各种类型的肤质均适用。

# 黄瓜柠檬汁

【来源】民间偏方

**材料**｜黄瓜120克，柠檬70克，蜂蜜10毫升

 黄瓜　 柠檬　 蜂蜜

**做法**｜洗好的黄瓜切丁；柠檬切片，将黄瓜丁、柠檬片放入榨汁机中搅打成汁，加入适量的蜂蜜拌匀即可。

**用法**｜每日饮用1杯，或洁面后，适量涂抹于面部，15分钟后洗净。

**功效**｜柠檬、黄瓜都有保持皮肤白嫩细腻的功效。

**适用肤型**｜各种类型的肤质均适用。

# 芦荟酸奶

【来源】民间偏方

**材料**｜芦荟100克，酸奶200毫升

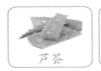 芦荟　 酸奶

**做法**｜洗净的芦荟去除两侧的叶、皮，再将芦荟肉切成小块装入杯中，再倒入酸奶，拌匀即可。

**用法**｜坚持每日食用。

**功效**｜芦荟中维生素C含量较高，有很好的抗氧化、细嫩皮肤的效果。

**适用肤型**｜各种类型的肤质均适用。

# 香蕉牛奶浓茶面膜

【来源】民间偏方

**材料**｜香蕉1根，牛奶适量，乌龙茶1包

 香蕉　 牛奶　 乌龙茶

**做法**｜香蕉去皮捣成泥；乌龙茶冲泡后取茶水，与香蕉泥、牛奶调成糊状即可。

**用法**｜洁面后，将面膜均匀涂抹在脸上，15～20分钟后用清水洗净。

**功效**｜香蕉能中和并清除肌肤中的氧自由基，帮助延缓肌肤衰老，预防皱纹、色斑等的产生，令肌肤柔嫩、洁白、细腻。

**适用肤型**｜各种类型的肤质均适用。

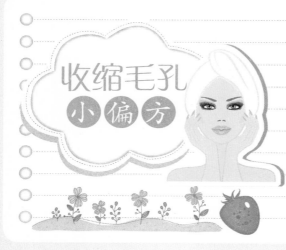

毛孔粗大往往会显得面部皮肤粗糙。青少年期间，油脂分泌旺盛造成毛孔堵塞，皮肤无法正常代谢，致使毛孔扩大；过度挤压痘痘、粉刺，伤到皮肤真皮层，会使毛孔扩大，随着年龄的增长，皮肤逐渐失去弹性，也很容易使毛孔显得比较大。选对方法，精心调理就能使肌肤细嫩如初。

## 小苏打洗脸法 ━━━━━━━━━━━━━━━━━━━━━●【来源】民间偏方

🍳 **材料** | 小苏打、洗面奶各适量

小苏打

洗面奶

🍲 **做法** | 将洗面奶置于手心，然后添加少许的小苏打，用清水揉搓开即可。

🧴 **用法** | 将洗面奶和小苏打在手上混匀后，开始洁面，并轻轻按摩肌肤，对于"T"字区域重点清洁按摩。

🎵 **功效** | 洁面的同时还能收缩毛孔、减淡黑头。

🍾 **适用肤型** | 油性肌肤。

## 白醋甘油爽肤水 ━━━━━━━━━━━━━━━━━━━●【来源】民间偏方

🍳 **材料** | 白醋、甘油各适量

白醋

甘油

🍲 **做法** | 将白醋与甘油以5∶1的比例混合拌匀。

🧴 **用法** | 洁面后，将白醋甘油爽肤水轻轻拍打在面部，或者将面膜纸敷于面部，每天坚持2～5分钟，至少坚持1周。

🎵 **功效** | 白醋和甘油具有收缩毛孔、抗菌消炎、滋润肌肤的效果。

🍾 **适用肤型** | 干性皮肤。

# 水果皮收缩法

【来源】民间偏方

材料 ｜ 西瓜皮、柠檬、面粉各适量

 西瓜皮
 柠檬
 面粉

做法 ｜ 将西瓜皮、柠檬皮洗净后切片，榨成汁，加面粉搅成糊状。

用法 ｜ 洁面后，将面膜贴于面部，尤其是面部T字区域，10～15分钟后洗净。

功效 ｜ 西瓜皮和柠檬含多种有效成分，能够帮助收敛和柔软毛孔，帮助抑制油脂的分泌，而且还有着很不错的美白效用。

适用肤型 ｜ 各种类型的肤质都适用。

# 鸡蛋橄榄油面膜

【来源】民间偏方

材料 ｜ 鸡蛋1个，柠檬半个，橄榄油适量

 鸡蛋
 柠檬
 橄榄油

做法 ｜ 将鸡蛋打散，取蛋清；柠檬洗净后榨汁；将蛋清、柠檬汁充分搅拌均匀，加入橄榄油混合即可，平日可将此面膜储存在冰箱里。

用法 ｜ 洁面后，将鸡蛋橄榄油面膜敷于面部，15～20分钟后洗净。

功效 ｜ 本方可以让肌肤紧实，改善毛孔粗大，促进皮肤的光滑细致。

适用肤型 ｜ 各种类型肤质都适用。

# 白醋黄瓜面膜

【来源】民间偏方

材料 ｜ 黄瓜1根，鸡蛋1个，白醋10克

 黄瓜
 鸡蛋
 白醋

做法 ｜ 将黄瓜洗净切块，放入榨汁机中榨取汁液；将鸡蛋磕开，取蛋清打散，将黄瓜汁、蛋清、白醋放入面膜碗中用面膜棒搅拌均匀即可。

用法 ｜ 洁面后，将面膜均匀涂抹在脸上，15～20分钟后用清水洗净。

功效 ｜ 本方能深层清洁肌肤，排出肌肤中的毒素，令肌肤紧致细嫩。

适用肤型 ｜ 各种类型的肤质都适用。

# 玉米绿豆面膜

【来源】民间偏方

材料 | 玉米粉300克,绿豆200克,盐5克

玉米粉

绿豆

盐

做法 | 将绿豆浸泡1小时后,搅打成泥,加入玉米粉和盐,调匀即成。

用法 | 洁面后,将面膜均匀涂抹于面部,避开眼部和唇部,15分钟后洗净。

功效 | 本方富含维生素E和不饱和脂肪酸等,能够增强皮肤新陈代谢,紧致肌肤;绿豆有抗菌消炎的作用,能排毒养颜。

适用肤型 | 油性及混合性肌肤。

# 猕猴桃蛋清面膜

【来源】民间偏方

材料 | 猕猴桃、鸡蛋各1个,珍珠粉20克

猕猴桃

鸡蛋

珍珠粉

做法 | 将猕猴桃洗净去皮,放入搅拌器中打成泥;将鸡蛋磕开,取蛋清搅拌至泡沫状。将猕猴桃泥、鸡蛋清、珍珠粉倒入面膜碗中调匀即可。

用法 | 洁面后,将面膜均匀涂抹在脸上,15~20分钟后用清水洗净。

功效 | 本方能畅通毛孔,提升肌肤储水能力,帮助收缩粗大的毛孔。

适用肤型 | 各种肤质均适用。

# 椰汁芦荟面膜

【来源】民间偏方

材料 | 芦荟叶1片,椰汁30克,绿豆40克

芦荟叶

椰汁

绿豆

做法 | 绿豆磨成粉;芦荟叶去皮洗净,榨成汁。将芦荟汁、椰汁、绿豆粉一同倒在面膜碗中,用面膜棒充分搅拌均匀,调成糊状即可。

用法 | 洁面后,将面膜均匀涂抹在脸上,15~20分钟后用清水洗净。

功效 | 芦荟含有大量的维生素及果胶,能收缩粗大的毛孔。

适用肤型 | 各种类型的肤质均适用。

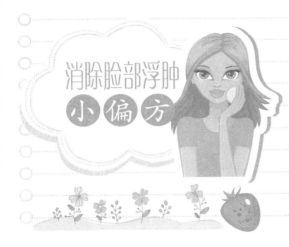

清晨醒来看到自己浮肿的脸颊和双眼，是不是顿感惊慌失措？部分水肿是生理性的，跟生活方式密切相关，如白天不爱运动、不注意锻炼身体、盲目减肥、睡眠不规律或睡眠不足、过度饮酒等都可能导致脸部浮肿。以下几种小偏方可以助您消除浮肿，让您在清晨神采奕奕。

## 丝瓜煮泥鳅

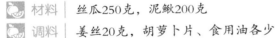

【来源】民间偏方

🍎 **材料**｜丝瓜250克，泥鳅200克

🍎 **调料**｜姜丝20克，胡萝卜片、食用油各少许，盐3克

丝瓜

泥鳅

🍳 **做法**｜将去皮洗净的丝瓜切成片。热锅注油，放入姜丝煸炒，注入适量清水煮沸，放入泥鳅煮至断生，加入适量盐，倒入丝瓜片、胡萝卜片煮熟即可。

🧴 **用法**｜佐餐食用，每日2次。

🥄 **功效**｜丝瓜和泥鳅都有很好的利水作用，可用于消退面部浮肿。

🍶 **适用肤型**｜任何类型的皮肤均可使用。

## 鹌鹑薏米汤

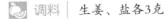

【来源】民间偏方

🍎 **材料**｜鹌鹑2只，薏米、赤小豆各30克

🍎 **调料**｜生姜、盐各3克

鹌鹑

薏米

赤小豆

🍳 **做法**｜将鹌鹑收拾干净，与其他原料一起放入砂锅内，加水烧开后改为小火煲约1小时左右，加入盐调味即可食用。

🧴 **用法**｜可单独食用，也可佐餐食用。

🥄 **功效**｜本方可温补气血、祛湿通络，对面部浮肿有很好的防治作用。

🍶 **适用肤型**｜任何类型的皮肤均可使用。

# 冬瓜银耳莲子汤

【来源】《滇南本草》

材料｜冬瓜300克，水发银耳100克，水发莲子90克

调料｜冰糖30克

 冬瓜　 水发银耳　 水发莲子

做法｜冬瓜洗净切丁；银耳切小块，与莲子一起入锅炖熟，放入冰糖混匀即可。

用法｜佐餐食用，每日1次。

功效｜银耳、莲子都具有很好的滋润皮肤的作用，而高钾低钠的冬瓜，有助于水分排出，消除面部浮肿。

适用肤型｜任何类型的皮肤均可使用。

# 玉米须薏米绿豆汤

【来源】民间偏方

材料｜玉米须20克，水发绿豆、水发薏米各50克

 玉米须　 水发绿豆　 水发薏米

做法｜砂锅中注入适量清水，用大火烧开，放入洗净的绿豆、薏米、玉米须，烧开后转小火煮半小时，至薏米、绿豆熟透即可。

用法｜可每日当早餐食用。

功效｜玉米须和薏米均具有利水消肿、清热除湿的作用，可消除脸部浮肿。

适用肤型｜任何类型的皮肤均可使用。

# 紫菜冬瓜海带汤

【来源】民间偏方

材料｜冬瓜、海带各200克，水发淡菜150克

调料｜姜丝、葱花、盐各少许

 冬瓜　 海带　 水发淡菜

做法｜洗净食材，冬瓜切片；海带切小块。先把淡菜和姜丝用小火煮约20分钟，倒入冬瓜片、海带，用小火续煮至食材熟透，加盐和葱花调味即成。

用法｜可饮汤食海带、紫菜，在午餐饭后食用为宜。

功效｜冬瓜清热利湿。常饮食，可利水消肿、去脂减肥。

适用肤型｜任何类型的皮肤均可使用。

# 玉米须茶

【来源】《滇南本草》

**材料** 玉米须30克

玉米须

**做法** 砂锅置于旺火上，注入适量清水，用大火烧开，放入洗好的玉米须，加盖用小火煮15分钟，至汤水呈微黄色后盛出，装入玻璃杯中即可。

**用法** 代茶饮，频频饮用。

**功效** 玉米须能祛除体内湿热之气，具有利尿、消水肿的作用。

**适用肤型** 任何类型的皮肤均可使用。

# 汤匙按摩法

【来源】民间偏方

**材料** 不锈钢汤匙1把

不锈钢汤匙

**做法** 将不锈钢汤匙放入冰箱冷冻半小时，取出并用清水冲洗干净。

**用法** 在眼周涂上眼霜、面部擦上乳霜，将汤匙按压眼肚1分钟。闭眼，轻按眼睑1分钟。由颧骨开始，轻按至下巴处，再由嘴角边斜向上至耳垂处。

**功效** 该按摩法可以快速收紧眼袋、消除面部浮肿。

**适用肤型** 任何类型的皮肤均可使用。

# 盐水敷眼

【来源】民间偏方

**材料** 精盐10克

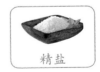
精盐

**做法** 在500毫升温水中加入精盐，搅拌均匀后，将纱布浸泡在盐水中，充分吸收盐分。

**用法** 待温度适宜时，将纱布叠成适当大小，敷在眼睛上20分钟左右。

**功效** 用盐水敷眼能有效消除眼部浮肿。

**适用肤型** 任何类型的皮肤均可使用。

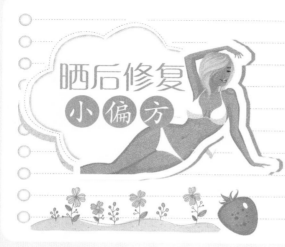

如果在夏季防晒不当，暴露的皮肤就被晒得红彤彤的，还有点热辣的感觉，这只是皮肤被轻微晒伤，若不采取积极护理便会损害皮肤。其实晒伤是皮肤的急性炎症，冷敷是最有效的处理办法，我们教您敷什么可以起到最佳的修复效果，让您的夏季更加清凉美丽。

## 西瓜皮敷肌肤

【来源】民间偏方

🍊 **材料** ｜ 西瓜皮适量

西瓜皮

🍳 **做法** ｜ 去除西瓜皮红瓤部分备用。

🧴 **用法** ｜ 把西瓜皮放在晒伤的胳膊上反复擦拭，西瓜皮的汁液会被皮肤所吸收，可多次擦拭。

🎵 **功效** ｜ 西瓜皮可以为晒后肌肤补充水分，减轻皮肤的晒伤程度。

🧴 **适用肤型** ｜ 任何类型的皮肤均可使用。

## 牛奶治晒伤

【来源】民间偏方

🍊 **材料** ｜ 牛奶适量

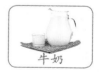
牛奶

🍳 **做法** ｜ 将牛奶放入冰箱的冷藏室，在4～10℃的温度下冷藏。

🧴 **用法** ｜ 将干净的小毛巾或纱布在冷牛奶里浸湿后，拧至不滴水，敷在晒伤的皮肤上。隔5分钟浸1次，敷30～60分钟，每天敷2～3次，持续3天左右。

🎵 **功效** ｜ 牛奶冰敷能有效修复晒后肌肤。

🧴 **适用肤型** ｜ 任何类型的皮肤均可使用。

# 维C黄瓜面膜 〜〜〜〜〜〜〜〜〜〜〜〜〜〜 ●【来源】民间偏方

🍲 材料 ┃ 黄瓜半根，维生素C 1
片，橄榄油10克

黄瓜

维生素C

橄榄油

🍳 做法 ┃ 将黄瓜洗净，搅打成泥；将维生素C片磨成细粉，与橄榄油混合拌匀。

🧴 用法 ┃ 洁面后，将面膜均匀涂抹在脸上，15～20分钟后用清水洗净。

🥄 功效 ┃ 黄瓜具有极佳的天然抗氧化功效，能抵御紫外线对肌肤的伤害，预防日
晒后肌肤受损，排出黑色素、淡化斑点。

🍶 适用肤型 ┃ 任何类型的皮肤均可使用。

# 黄瓜面膜 〜〜〜〜〜〜〜〜〜〜〜〜〜〜〜〜〜 ●【来源】民间偏方

🍲 材料 ┃ 黄瓜1根

黄瓜

🍳 做法 ┃ 将黄瓜洗净，搅打成泥状，然后将纱布放入黄瓜泥中浸透。

🧴 用法 ┃ 将纱布取出敷在面部，15～20分钟后取下，清洗干净即可。

🥄 功效 ┃ 黄瓜能修复受损的肌肤细胞，具有极强的晒后修复的效果。

🍶 适用肤型 ┃ 任何类型的皮肤均可使用。

# 芦荟晒后修复面膜 〜〜〜〜〜〜〜〜〜〜 ●【来源】民间偏方

🍲 材料 ┃ 芦荟叶1片，甘菊4
朵，维生素E胶囊2粒

芦荟叶

甘菊

维生素E胶囊

🍳 做法 ┃ 芦荟叶洗净去皮，取芦荟肉；甘菊洗净。将二者放入锅中，加适量水，
小火煮沸滤汁，晾至温凉后倒入碗中。滴入2滴维生素E药液搅匀即成。

🧴 用法 ┃ 洁面后，将搅拌好的面膜均匀涂抹在脸上，15～20分钟，温水洗净即可。

🥄 功效 ┃ 芦荟和甘菊是修复镇静、润肤防晒的美容佳品。

🍶 适用肤型 ┃ 任何类型的皮肤均可使用。

# 西红柿橄榄油面膜

【来源】民间偏方

🍅 **材料** ｜ 西红柿1个，橄榄油1匙，面粉20克

西红柿

橄榄油

面粉

🍲 **做法** ｜ 将番茄洗净切块，放入榨汁机中榨成汁，然后将西红柿汁、橄榄油、面粉放入面膜碗中，用面膜棒充分搅拌，调成糊状即可。

🧴 **用法** ｜ 洁面后，将搅拌好的面膜均匀涂抹在脸上，15~20分钟，温水洗净即可。

🥄 **功效** ｜ 西红柿富含维生素C，能提升肌肤的抵抗力，阻隔自由基的侵害。

🧴 **适用肤型** ｜ 任何类型的皮肤均可使用。

# 芦荟葡萄柚面膜

【来源】民间偏方

🍋 **材料** ｜ 芦荟叶1片，葡萄柚3瓣，维生素E胶囊2粒，淀粉适量

芦荟叶

葡萄柚

维生素E胶囊

淀粉

🍲 **做法** ｜ 芦荟洗净去皮，切块；葡萄柚切块，然后一起放入榨汁机中榨汁。将维生素E胶囊中的药液与榨出来的汁一同倒在面膜碗中，加淀粉搅拌均匀即可。

🧴 **用法** ｜ 洁面后，将搅拌好的面膜均匀涂抹在脸上，15~20分钟，温水洗净即可。

🥄 **功效** ｜ 芦荟能修复日晒后受损的肌肤细胞，改善肌肤晒后红肿等不适。

🧴 **适用肤型** ｜ 任何类型的皮肤均可使用。

# 甘草米汤面膜

【来源】民间偏方

🍚 **材料** ｜ 甘草粉20克，大米50克

甘草粉

大米

🍲 **做法** ｜ 将适量大米浸在水中淘洗，然后将第一次的淘米水取出约1杯，置于锅中煮沸直至淘米水浓缩至一半时加入甘草粉拌匀即可。

🧴 **用法** ｜ 洁面后，将搅拌好的面膜均匀涂抹在脸上，15~20分钟，温水洗净即可。

🥄 **功效** ｜ 甘草是很好的美容添加剂，能有效清除氧自由基，修复受损皮肤。

🧴 **适用肤型** ｜ 任何类型的皮肤均可使用。

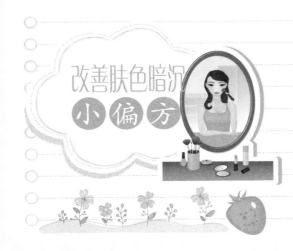

肤色暗沉，给人一种无精打采的感觉，似乎脸没洗干净一样，没有光泽和色彩，人也显得精神萎靡。想要摆脱肤色暗沉带来的困扰，为您推荐以下几个有效的小偏方，不妨试一试！

## 红枣莲子豆浆
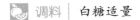【来源】民间偏方

材料 │ 红枣、莲子肉各15克，黄豆50克

调料 │ 白糖适量

红枣　　莲子肉　　黄豆

做法 │ 黄豆浸泡半小时，莲子肉泡至发软；将洗净去核的红枣与莲子肉、黄豆一起放入豆浆机榨汁，加适量白糖调味即可。

用法 │ 每日1杯，长期坚持饮用。

功效 │ 莲子、红枣有健脾益胃、补气养血的功效，能从内而外改善肤色。

适用肤型 │ 任何类型的皮肤均可使用。

## 红枣枸杞豆浆
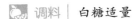【来源】民间偏方

材料 │ 黄豆45克，红枣15克，枸杞10克

调料 │ 白糖适量

黄豆　　红枣　　枸杞

做法 │ 黄豆浸泡5~10小时，红枣洗净去核，枸杞洗净备用；将泡好的黄豆、红枣和枸杞一起放入豆浆机打汁，加适量白糖调味即可。

用法 │ 每日1杯，长期坚持饮用。

功效 │ 本方补虚益气、安神补肾，能有效改善气血不足所致的肤色暗沉。

适用肤型 │ 任何类型的皮肤均可使用。

# 黑豆花生牛奶

【来源】民间偏方

**材料** | 黑豆、花生米各100克，牛奶适量

**调料** | 白糖6克

 水发黑豆  水发花生米  牛奶

**做法** | 将黑豆、花生米加适量清水榨成豆浆；砂锅上火烧热，倒入牛奶和生豆浆煮沸，加入少许白糖拌匀，续煮片刻即成。

**用法** | 每日1杯，坚持长期饮用。

**功效** | 黑豆花生牛奶有滋补肝肾、润肠通便、美容养颜的功效。

**适用肤型** | 任何类型的皮肤均可使用。

# 加味绿茶

【来源】民间偏方

**材料** | 绿茶一小包，葡萄10粒，菠萝2片

**调料** | 蜂蜜一小匙，柠檬2片

 绿茶  葡萄  菠萝

**做法** | 取绿茶包放在杯中，加入开水浸泡7～8分钟；将菠萝片与葡萄粒榨成汁，然后将果汁、蜂蜜、柠檬和绿茶水同时倒入玻璃杯中搅匀即可。

**用法** | 代茶饮，可反复冲泡至无味。

**功效** | 本方有促进肌肤新陈代谢，更新老化角质层，让肌肤更光滑、白皙的功效。

**适用肤型** | 任何类型的皮肤均可使用。

# 洋甘菊紫罗兰茶

【来源】民间偏方

**材料** | 洋甘菊、紫罗兰各3克

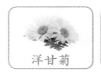 洋甘菊  紫罗兰

**做法** | 将洋甘菊和紫罗兰一起放入杯中，加入适量开水，加盖闷约5分钟即可。

**用法** | 代茶饮，适宜午后细细品尝。

**功效** | 洋甘菊与紫罗兰搭配，具有润肠通便、排毒养颜、改善肤质的作用。

**适用肤型** | 任何类型的皮肤均可使用。

# 玫瑰红茶
【来源】民间偏方

🍊 材料 │ 玫瑰花6朵，红茶适量，柠檬一小片

🍊 材料 │ 蜂蜜一大勺

玫瑰花　　　红茶　　　柠檬

🍲 做法 │ 将红茶包放入杯中，用开水冲泡约6分钟，然后将玫瑰花放入红茶水内，盖上盖，闷2分钟，最后倒入蜂蜜、柠檬片拌匀即可。

🧴 用法 │ 代茶饮，可反复冲泡至无味。

🎵 功效 │ 玫瑰可调理血气，促进血液循环，与红茶、蜂蜜合用，可有效改善肌肤暗沉。

🍶 适用肤型 │ 任何类型的皮肤均可使用。

# 醋盐美白法
【来源】民间偏方

🍊 材料 │ 白醋、食盐各适量

白醋　　　食盐

🍲 做法 │ 将水、醋和盐按9∶3∶1的比例相混合，并充分搅匀。

🧴 用法 │ 将干净的毛巾浸在混合液中，然后敷在脸上，早晚各1次。

🎵 功效 │ 白醋和食盐均有消炎杀菌的功效，能亮白肌肤，改善暗沉肤色。

🍶 适用肤型 │ 除敏感肌肤之外均适用。

# 香蕉牛奶美白法
【来源】民间偏方

🍊 材料 │ 香蕉1根，牛奶适量

香蕉　　　牛奶

🍲 做法 │ 将香蕉捣成糊，倒入牛奶、适量水，调成糊即可。

🧴 用法 │ 洁面后，将混合物抹在脸上，并轻轻按摩拍打面部，15～20分钟洗掉。

🎵 功效 │ 香蕉和牛奶具有美白滋润的作用，对暗沉肌肤有改善作用。

🍶 适用肤型 │ 任何类型的皮肤均可使用。

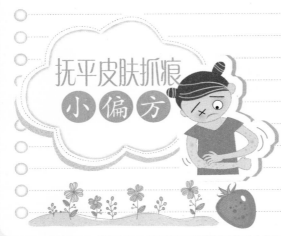

除了因为皮肤瘙痒用力搔抓，或者动物抓伤而形成的抓痕，还有一种疾病极易导致皮肤抓痕的出现，这种疾病叫皮肤划痕症，又名人工荨麻疹，如果伤口较深可能导致色素沉着而形成难以去除的瘢痕。因此，不仅要及时处理瘢痕，还要尽可能找到导致人工荨麻疹的因素。

## 核桃仁牛奶芝麻糊

【来源】民间偏方

材料 | 核桃仁30克，牛奶300毫升，黑芝麻20克

调料 | 白糖适量

 核桃仁　 牛奶　 黑芝麻

做法 | 先将核桃仁、黑芝麻磨碎，再与牛奶调匀，放入锅中煮沸，可依据个人口味加适量白糖调味。

用法 | 每日早晚各吃1小碗。

功效 | 牛奶、黑芝麻都是滋润皮肤的佳品，有助于修复抓痕。

适用肤型 | 任何类型的皮肤均可使用。

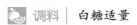

## 薰衣草精油

【来源】民间偏方

材料 | 薰衣草精油适量

 薰衣草精油

做法 | 准备适量薰衣草精油。

用法 | 用棉签蘸取薰衣草精油适量，点涂在有抓痕的地方，轻轻擦拭按摩直至完全吸收即可。

功效 | 薰衣草精油可祛斑美白，有促进受损组织再生恢复等护肤功能。

适用肤型 | 任何类型的皮肤均可使用。

# 柳叶去抓痕护理液

〖来源〗民间偏方

**材料** | 新鲜的柳叶10克，苹果醋50毫升

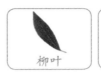

柳叶

苹果醋

**做法** | 先将柳叶切碎并浇上苹果醋，然后倒入瓶内，摇匀后放入冰箱内保存。每天摇匀1次，持续1周。再将醋汁过滤至消毒过的瓶内。

**用法** | 使用时，用棉绒垫将醋汁涂抹于抓痕上，轻轻按摩至完全吸收即可。

**功效** | 柳叶中含有的水杨酸能够有效地淡化疤痕。

**适用肤型** | 过敏性肤质慎用。

# 维生素C和维生素E面膜

〖来源〗民间偏方

**材料** | 维生素C胶囊、维生素E胶囊各1粒

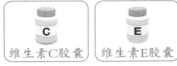

维生素C胶囊

维生素E胶囊

**做法** | 将维生素C和维生素E用针戳破，将两者混合均匀。

**用法** | 将维生素C和维生素E涂抹在疤痕处，并轻轻地按摩10分钟。

**功效** | 维生素C有淡斑的功效，维生素E能增强皮肤的弹性，可修复受损的皮肤，二者对痘印、抓痕形成的色素沉着有改善作用。

**适用肤型** | 除油性肌肤之外都适用。

# 鸡蛋粗盐面膜

〖来源〗民间偏方

**材料** | 粗盐、蜂蜜各5克，鸡蛋1个

粗盐

蜂蜜

鸡蛋

**做法** | 将鸡蛋打开取蛋清，放少许粗盐，搅打起泡，再倒入蜂蜜搅拌均匀即可。

**用法** | 清洁面部后涂抹到脸上，但避免触及眼和唇部四周。敷1~2分钟，待蛋液干透后用温水洁面，稍后再用冷水洗面即可。

**功效** | 本方可使肌肤得到营养和滋润，淡化抓痕。

**适用肤型** | 任何类型的皮肤均可使用。

# 蜂蜜双仁面膜

【来源】民间偏方

**材料** | 冬瓜子仁、桃仁、蜂蜜各适量

 冬瓜子仁
 桃仁
 蜂蜜

**做法** | 将冬瓜子仁、桃仁晒干后磨成细粉，加适量蜂蜜搅拌成黏稠的膏状即可。

**用法** | 每晚睡觉前涂在脸上，第二天早晨洗净，敷3个星期即可。

**功效** | 冬瓜子仁内含瓜胺成分，有淡印的功效；桃仁抗氧化，还能减少紫外线的伤害；蜂蜜的保湿效果，让面膜的效果更好。

**适用肤型** | 任何类型的皮肤均可使用。

# 月季蜂蜜橙子面膜

【来源】民间偏方

**材料** | 橙子50克，蜂蜜10克，鲜月季花瓣适量

 橙子
 蜂蜜
 鲜月季花瓣

**做法** | 将橙子去皮放入搅拌器中，搅打成泥，将蜂蜜、新鲜的月季花瓣一起倒入搅拌好的橙子泥中拌匀即可。

**用法** | 洁面后，将面膜均匀涂抹在脸上，15～20分钟后用清水洗净。

**功效** | 本方可促进皮肤的新陈代谢，起到美白淡斑、淡化抓痕的作用。

**适用肤型** | 任何类型的皮肤均可使用。

# 葱白鸡蛋面膜

【来源】民间偏方

**材料** | 葱白2根，鸡蛋1个，薏米10克

 葱白
 鸡蛋
 薏米

**做法** | 把葱白切碎，薏米磨成粉，鸡蛋取蛋清，三者充分调匀。

**用法** | 把调好的面膜敷在疤痕处，20～30分钟后即可洗去，然后拍上爽肤水。每天1次，每晚使用。

**功效** | 葱白富含维生素C，有美白去疤的作用，蛋清、薏米粉也有美白功效。

**适用肤型** | 任何类型的皮肤均可使用。

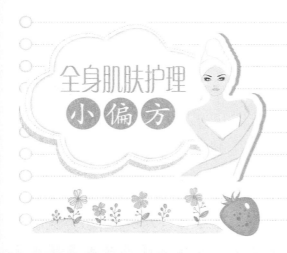

作为女人，身体的每一个部位都需要认真地护理。由内至外双重调理，才能让肌肤从内而外透出健康的光彩。我们重点介绍几款对肌肤大有裨益的小偏方，或富含胶原蛋白，或具有活血益气的中药成分，有助于肌肤恢复自然健康状态。

# 柠檬黄瓜紧肤霜
【来源】民间偏方

材料 | 黄瓜1根，柠檬1个

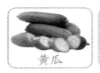

做法 | 将黄瓜和柠檬均切成大块，放入搅拌机中，搅成浆状，去渣后加适量清水稀释即可。

用法 | 将黄瓜柠檬汁涂在全身皮肤上。

功效 | 黄瓜、柠檬富含维生素C，能有效抗氧化，使肌肤紧致细嫩。

适用肤型 | 过敏性肤质慎用。

# 花生酱软肤霜
【来源】民间偏方

材料 | 花生酱2勺

做法 | 准备花生酱2勺。

用法 | 将花生酱均匀地涂在膝和手肘粗糙的皮肤上，10分钟后用温水洗净。

功效 | 花生酱富含蛋白质和脂肪酸，有助软化及美化那些干燥起鳞的皮肤。

适用肤型 | 各种类型的肤质均适用。

# 黄连阿胶鸡蛋黄汤

【来源】民间偏方

**材料**　黄连10克，阿胶9克，黄芩、白芍各3克，鸡蛋2个

**调料**　白糖15克

**做法**　鸡蛋取蛋黄，将黄连、黄芩、白芍洗净并放入锅中，加适量水用小火炖20分钟后取汁，放入阿胶，倒入蛋黄，加盖，小火煮10分钟至熟，放入白糖煮片刻至白糖溶化即可。

**用法**　每周食用2～3次。

**功效**　本方有清热燥湿、泻火解毒的功效，可改善皮肤瘙痒、疮疖、抓痕等各种症状。

**适用肤型**　各种类型的肤质均适用。

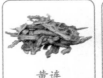

黄连

阿胶

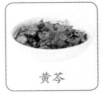

黄芩

白芍

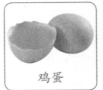

鸡蛋

# 白芍山药鸡汤

【来源】民间偏方

**材料**　白芍12克，水发莲子50克，枸杞10克，山药100克，乌鸡400克

**调料**　料酒8毫升，盐、鸡粉各2克

**做法**　将去皮洗净的山药切丁；乌鸡肉氽水后捞出。开水锅中倒入白芍、莲子、枸杞，加入山药、乌鸡，淋入适量料酒搅匀，小火炖40分钟，放入盐、鸡粉调味即可。

**用法**　吃鸡肉喝汤，每周食用3～4次。

**功效**　本方补肾养肝、补血益气，长期食用能美容护肤。

**适用肤型**　各种类型的肤质均适用。

白芍

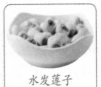

水发莲子

枸杞

山药

乌鸡

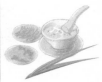

# 灵芝红枣瘦肉粥

【来源】民间偏方

**材料** ｜ 猪瘦肉300克，红枣15克，玉竹、人参各10克，灵芝20克

**调料** ｜ 盐2克

**做法** ｜ 处理干净的瘦肉切丁；砂锅注水烧开，放入猪瘦肉丁、红枣、玉竹、灵芝、人参拌匀，加盖烧开后小火炖40分钟至熟，放少许盐调味搅拌匀，煮至食材入味即可。

**用法** ｜ 每日当早餐食用。

**功效** ｜ 本方可益气补血、养心安神，从内而外调理肌肤。

**适用肤型** ｜ 各种类型的肤质均适用。

猪瘦肉

红枣

玉竹

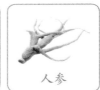
人参

灵芝

# 人参猪蹄汤

【来源】民间偏方

**材料** ｜ 猪蹄块300克，姜片30克，红枣20克，枸杞、人参各10克

**调料** ｜ 盐、鸡粉各2克，白酒10毫升

**做法** ｜ 人参切片；猪蹄加适量白酒略煮，放进开水锅中，放入姜片、洗净的红枣、枸杞、人参片，淋入白酒，煮熟后加盐、鸡粉调味即成。

**用法** ｜ 吃猪蹄喝汤，每周1～2次。

**功效** ｜ 本方富含胶原蛋白，补血益气，使肌肤从内而外散发光彩。

**适用肤型** ｜ 油性肌肤不宜食用。

猪蹄块

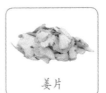
姜片

红枣

枸杞

人参

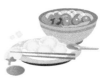

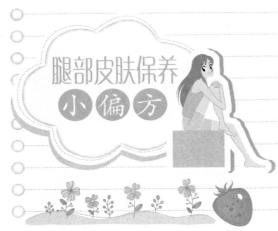

白皙细腻的皮肤让人心生愉悦，白皙嫩滑的双腿更是夺人眼球。腿部皮肤保养也是一个需要坚持的过程。有些女生腿部皮肤有很多鸡皮疙瘩，有些女生的腿部干燥皲裂如蛇皮一般，有些女生的腿部浮肿，想要摆脱这些烦恼，下面几个小偏方一定可以帮到您。

## 梨藕粥

【来源】民间偏方

材料 | 雪梨100克，莲藕95克，水发薏米80克

雪梨

莲藕

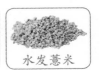
水发薏米

做法 | 洗净去皮的莲藕切成丁；雪梨去除果核，切小块。砂锅中注水烧开，倒入洗净的薏米煮至米粒变软，倒入莲藕丁、雪梨块煮熟即可。

用法 | 每日1碗，宜晚餐时食用。

功效 | 梨和藕滋阴清热、利水消肿，可改善腿部浮肿，令腿部肌肤紧致光滑。

适用肤型 | 各种类型的肤质均适用。

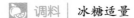

## 珍珠百合银耳汤

【来源】民间偏方

材料 | 水发银耳180克，鲜百合50克，珍珠粉10克

调料 | 冰糖适量

水发银耳

鲜百合

珍珠粉

做法 | 泡发好的银耳切成小块；砂锅内注入适量清水烧开，倒入银耳块、鲜百合煮熟，然后放入珍珠粉、冰糖，煮至冰糖完全溶化即可食用。

用法 | 每日1碗，长期坚持食用。

功效 | 银耳滋阴养颜，珍珠美白嫩肤，对全身皮肤都有很好的美白作用。

适用肤型 | 各种类型的肤质均适用。

# 三冬汤

【来源】民间偏方

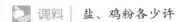

| 材料 | 天冬、麦冬各10克，冬瓜300克 |

 天冬　 麦冬　 冬瓜

| 调料 | 盐、鸡粉各少许 |

| 做法 | 将洗好去皮的冬瓜切成片；砂锅内注水烧开，放入天冬和麦冬搅匀，加盖用小火炖15分钟，放入冬瓜片煮熟，加盐、鸡粉调味即成。 |

| 用法 | 吃冬瓜喝汤，每周食用3～4次。 |

| 功效 | 本方滋阴润肤、利尿消肿，可改善腿部皮肤干燥以及腿部浮肿症状。 |

| 适用肤型 | 各种类型的肤质均适用。 |

# 玉竹山药黄瓜汤

【来源】民间偏方

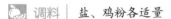

| 材料 | 玉竹8克，山药160克，黄瓜100克 |

 玉竹　 山药　 黄瓜

| 调料 | 盐、鸡粉各适量 |

| 做法 | 洗好的黄瓜、山药均切成片；将所有食材放入锅中煮熟，加盐、鸡粉调味即成。 |

| 用法 | 每日食用，长期坚持。 |

| 功效 | 玉竹具有滋阴生津、健脾益气、清热养阴的功效，本方对腿部皮肤干燥有很好的改善作用。 |

| 适用肤型 | 各种类型的肤质均适用。 |

# 胡萝卜蜂蜜饮

【来源】民间偏方

| 材料 | 胡萝卜120克，蜂蜜10毫升 |

 胡萝卜　 蜂蜜

| 做法 | 将去皮洗净的胡萝卜切成丁，再榨成汁，加蜂蜜拌匀即可。 |

| 用法 | 每日1杯，坚持饮用。 |

| 功效 | 胡萝卜富含维生素A，可以维持人体上皮组织的正常机能，保持肌肤湿润细嫩。 |

| 适用肤型 | 各种类型的肤质均适用。 |

# 白芍二冬茶

【来源】民间偏方

材料 | 白芍15克，天冬、麦冬各10克

白芍

天冬

麦冬

做法 | 砂锅内注入适量清水烧开，倒入白芍、天冬、麦冬搅匀，盖上盖，小火炖15分钟后搅动片刻。将炖好的药汁倒入杯中即可饮用。

用法 | 每日午后一杯，坚持饮用。

功效 | 本方可柔肝敛阴、滋阴润肤，可缓解腿部皮肤干燥，还具有美白嫩肤作用。

适用肤型 | 各种类型的肤质均适用。

# 竹盐精油护理

【来源】民间偏方

材料 | 竹盐、玫瑰精油各适量

竹盐

玫瑰精油

做法 | 分别用竹盐和玫瑰精油按摩腿部肌肤。

用法 | 沐浴后，用热毛巾包裹腿部5分钟，待腿部皮肤毛孔扩张后，取适量竹盐涂抹，加清水揉搓按摩后洗净，在腿部滴上5～6滴玫瑰精油均匀按摩。

功效 | 淡化、去除鸡皮疙瘩。

适用肤型 | 各种类型的肤质均适用。

# 涂抹婴儿油

【来源】民间偏方

材料 | 浴盐、婴儿油各适量

浴盐

婴儿油

做法 | 用浴盐和婴儿油分别按摩腿部皮肤。

用法 | 用浴盐着重按摩腿部肌肤，洗完后将水分擦干，在长有鸡皮疙瘩的部位均匀涂抹按摩，然后用热毛巾覆盖涂抹婴儿油的部位直至吸收。

功效 | 本方可去除老化角质，能促进肌肤对营养的吸收。

适用肤型 | 各种类型的肤质均适用。

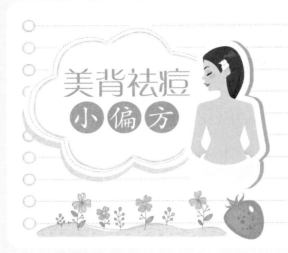

背部长痘，多半是内分泌等内部原因造成的，但是还有一些外在的原因，如痤疮丙酸杆菌感染等。有些人背部很容易出汗，而汗液若没有及时排出就会造成毛孔堵塞，这样也会形成痘痘。民间偏方中采用清热解毒的食材、药材、花草茶可以有效解决背部长痘的烦恼。在注重清洁的同时兼顾内部调理。

## 菊花普洱山楂饮

【来源】民间偏方

| 材料 | 山楂20克，普洱茶叶8克，菊花6克

山楂

普洱茶叶

菊花

| 做法 | 将洗净的山楂去除头尾、果核，再把果肉切小块；砂锅中注水烧开，倒入山楂块、普洱茶叶、菊花煮沸，用小火煮约5分钟即可。

| 用法 | 代茶饮，反复兑水冲泡至茶味淡为止。

| 功效 | 普洱茶和菊花具有清热排毒的功效，可防止毒素无法排出而长痘。

| 适用肤型 | 油性肤质。

## 海带绿豆汤

【来源】民间偏方

| 材料 | 海带70克，水发绿豆80克
| 调料 | 冰糖50克

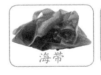
海带

水发绿豆

| 做法 | 洗净的海带切成小块；锅中注水烧开，倒入绿豆，加盖烧开后用小火煮至绿豆熟软，倒入海带、冰糖，用小火续煮10分钟即可。

| 用法 | 吃海带、绿豆，喝汤，每日1碗。

| 功效 | 海带和绿豆具有清热解毒、消肿散结的作用，本方可抑制痘痘生长。

| 适用肤型 | 各种类型的肤质均适用。

# 蜜汁苦瓜 ————————————————● 【来源】民间偏方

**材料** | 苦瓜130克，蜂蜜40
毫升，醋适量

苦瓜

蜂蜜

醋

**做法** | 洗净的苦瓜切成片，入开水中焯煮后捞出沥干。将焯煮好的苦瓜装入碗
中，倒入备好的蜂蜜，再淋入适量醋搅拌至食材入味即可。

**用法** | 直接食用。

**功效** | 苦瓜清热解毒、滋阴润肤，可改善容易长痘痘的肌肤。

**适用肤型** | 各种类型的肤质均适用。

# 凉拌苦菊 ————————————————● 【来源】民间偏方

**材料** | 苦菊200克

**调料** | 蒜末、盐、生抽、白糖、陈醋、香油各少许

苦菊

**做法** | 洗净的苦菊沥干，放入碗中，倒入蒜末，加入盐、生抽、白糖、陈醋、
少许香油拌匀即成。

**用法** | 每日食用1次。

**功效** | 苦菊具有抗菌、解热、消炎的作用，可缓解背部长痘的状况。

**适用肤型** | 各种类型的肤质均适用。

# 陈皮绿豆汤 ————————————————● 【来源】民间偏方

**材料** | 陈皮10克，绿豆100
克，大米150克

**调料** | 白糖35克

陈皮

绿豆

大米

**做法** | 锅中注入约450毫升清水烧开，放入洗净的陈皮，煮至汤汁微微呈淡绿
色，放入洗好的大米和绿豆，煮至食材熟透，撒上白糖至其溶化即可。

**用法** | 下午茶时间喝1碗，每日坚持服用。

**功效** | 绿豆具有清热解暑、解毒杀菌的作用。本方可改善背部长痘痘的状况。

**适用肤型** | 各种类型的肤质均适用。

# 红枣老鸭汤

【来源】民间偏方

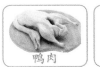  

鸭肉　　胡萝卜　　红枣

**材料** ｜ 鸭肉200克，胡萝卜80克，红枣3克

**调料** ｜ 食用油、料酒、高汤、盐、鸡粉各适量

**做法** ｜ 胡萝卜洗净，切块；鸭肉切块，氽去血水；热锅注油，倒入鸭块、料酒炒匀，加适量高汤、红枣、胡萝卜块炖至鸭肉熟烂，加所有调料调味即成。

**用法** ｜ 吃鸭肉喝汤，每周3～4次。适宜夏季食用。

**功效** ｜ 本方具有健脾开胃、清热利水、杀菌等作用，可预防背部长痘。

**适用肤型** ｜ 各种类型的肤质均适用。

# 芦荟银耳炖雪梨

【来源】民间偏方

芦荟　　水发银耳　　雪梨

**材料** ｜ 芦荟85克，水发银耳130克，雪梨100克

**调料** ｜ 冰糖40克

**做法** ｜ 将洗净去皮的雪梨切小块，芦荟、银耳切成小块。砂锅中注水烧开，倒入银耳块、雪梨块煮沸，加入冰糖、芦荟块续煮片刻即可。

**用法** ｜ 当作午后甜点，每日食用1碗。

**功效** ｜ 芦荟、银耳滋阴清热，本方对易长痘痘的肌肤有很好的调理作用。

**适用肤型** ｜ 各种类型的肤质均适用。

# 金银花蜜枣煲猪肺

【来源】民间偏方

猪肺　　红枣　　金银花

**材料** ｜ 猪肺200克，红枣2颗，金银花适量

**调料** ｜ 盐、鸡精各适量

**做法** ｜ 猪肺洗净切小块，氽水后捞出；红枣洗净去核；金银花洗净。将上述材料放入砂锅中，大火煮沸后改小火煲2小时，加盐、鸡精调味即可。

**用法** ｜ 每日食用1次。

**功效** ｜ 金银花清热解毒，能调理长痘痘的肌肤。

**适用肤型** ｜ 各种类型的肤质均适用。

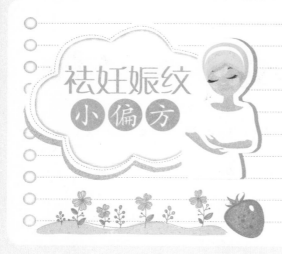

怀孕时腹部膨隆使皮肤的弹力纤维与胶原纤维损伤或断裂，在分娩后留下的白色或银白色的有光泽的瘢痕线为妊娠纹。妊娠纹的产生既有自身的体质原因、自身产前保养的原因，也有遗传原因，所以宜在孕前就开始保养，在产后继续护理，让妊娠纹不再是美丽的阻碍。

## 双臂拉伸法
【来源】民间偏方

**方法** 站立，双腿分开与肩部同宽，将左手举起，枕于脑后，右臂向后伸展开，用右手去拉左手，尽量保持腰部、腿部、头部挺直，夹紧臀部。保持5~10秒钟，然后缓缓放下。左右手交换进行。此组动作重复15次，每周练习3次。

**功效** 有效紧致肌肤，减少妊娠纹。

**适用肤型** 各种类型的肤质均适用。

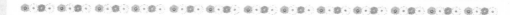

## 按摩法
【来源】民间偏方

**材料** 妊娠纹霜适量

**方法** 取适量妊娠纹霜于手心，搓揉均匀。双手从下腹部开始画圈，往上直到肚脐处。双手从小腹外缘开始，以画小圈方式做螺旋状按摩。每天洗完澡后花5分钟进行按摩就可以，每个动作重复8~10次。

**功效** 有效预防妊娠纹生成或淡化已形成的细纹。

**适用肤型** 各种类型的肤质均适用。

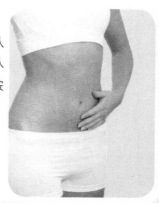

# 猕猴桃酸奶

【来源】民间偏方

材料 │ 猕猴桃1个，酸奶1杯

猕猴桃　　　　酸奶

做法 │ 将猕猴桃清洗干净，去皮，切小块，放入酸奶杯中拌匀即可。

用法 │ 直接食用，宜饭后食用，每天1次即可。

功效 │ 猕猴桃富含维生素C，可以预防色素沉淀，改善皮肤细胞活性，增强皮肤张力，保持皮肤润泽白皙细嫩。

适用肤型 │ 各种类型的肤质均适用。

# 松仁海带

【来源】民间偏方

材料 │ 松子仁5克，水发海带100克

调料 │ 鸡汤、盐各少许

松子仁　　　　水发海带

做法 │ 松子仁用清水洗净；水发海带洗净，切成细丝；然后将锅置火上，放入鸡汤、松子仁、海带丝，用小火煨熟，加盐调味即成。

用法 │ 佐餐食用，适宜于每天食用。

功效 │ 松子富含多种有效成分，可有效防止皮肤老化、减少妊娠纹。

适用肤型 │ 各种类型的肤质均适用。

# 猪蹄粥

【来源】民间偏方

材料 │ 猪蹄1只，通草3克，粳米100克

猪蹄　　　通草　　　粳米

调料 │ 盐适量

做法 │ 先将通草用水煎煮，取汁；将猪蹄、通草汁、粳米放锅中熬煮至食材熟烂，加盐调味即可。

用法 │ 直接食用，每周3~4次。

功效 │ 猪蹄含有丰富的胶原蛋白，可以有效对付妊娠纹，增强皮肤弹性。

适用肤型 │ 各种类型的肤质均适用。

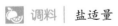

# 炒西蓝花 ～～～～～～～～～～～～～～～ ● 【来源】民间偏方

西蓝花

🥘 材料 ┃ 西蓝花300克

🍶 调料 ┃ 盐、胡椒粉、食用油
各适量

🍲 做法 ┃ 先将西蓝花洗净，切成小块；油锅烧热，加入西蓝花块、盐、胡椒粉，
翻炒均匀即可。

🧴 用法 ┃ 佐餐食用，可每天坚持食用。

🍶 功效 ┃ 西蓝花能增强皮肤的抗损伤能力，有助于保持皮肤弹性。

🍾 适用肤型 ┃ 各种类型的肤质均适用。

# 西红柿汁 ～～～～～～～～～～～～～～～ ● 【来源】民间偏方

西红柿

🥘 材料 ┃ 西红柿2个

🍲 做法 ┃ 将西红柿洗净去皮，切小块，加适量水，放入搅拌机中搅拌成汁即可。

🧴 用法 ┃ 在饭后或者吃过其他食物后饮用。

🍶 功效 ┃ 西红柿中含有丰富的番茄红素，其抗氧化能力很强，具有保养皮肤的功
效，可以有效预防妊娠纹。

🍾 适用肤型 ┃ 各种类型的肤质均适用。

# 鸡蛋清巧除妊娠纹 ～～～～～～～～～ ● 【来源】民间偏方

鸡蛋

🥘 材料 ┃ 鸡蛋1个

🍲 做法 ┃ 打开鸡蛋取蛋清，搅打均匀。

🧴 用法 ┃ 腹部洗净后按摩10分钟，把蛋清敷在肚子上，10分钟左右擦掉，再做
一下腹部按摩帮助皮肤吸收。

🍶 功效 ┃ 鸡蛋清能使皮肤细嫩，能有效消除或者减轻产后妊娠纹。

🍾 适用肤型 ┃ 各种类型的肤质均适用。

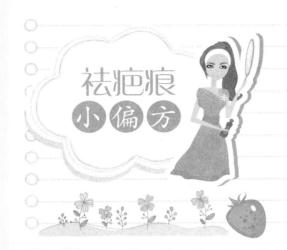

疙痕从来都是美丽的大敌，生活中各种原因都会造成疙痕，下面，我们精选了几种去疙痕的小偏方，希望可以帮助您去除疙痕。

## 红花酒

【来源】民间偏方

红花　白酒

🍊 **材料** │ 红花15克，白酒250毫升

🍲 **做法** │ 将洗好的红花放入玻璃罐中，再倒入备好的白酒，盖上盖子，放于阴凉处，密封浸泡7天，至药性完全析出即可。

🧴 **用法** │ 每日饮用20毫升，连续饮用7～10天。

🎵 **功效** │ 红花活血化瘀，能有效促进疙痕的修复。

🍶 **适用肤型** │ 任何类型的皮肤均可使用。

## 冰糖芦荟百合

【来源】民间偏方

芦荟叶　百合

🍊 **材料** │ 芦荟叶90克，百合45克

🍊 **调料** │ 冰糖40克

🍲 **做法** │ 将洗净去皮的芦荟叶切成丁；百合洗净，一同倒入开水锅中，加盖煮沸后，转小火炖煮约20分钟，放入冰糖至其溶化即可。

🧴 **用法** │ 每天1碗，坚持长期食用。

🎵 **功效** │ 芦荟和百合滋阴清热，可促进疙痕的修复。

🍶 **适用肤型** │ 任何类型的皮肤均可使用。

# 生地黄蒸鸭

【来源】民间偏方

材料 | 生地黄100克，山药200克，鸭肉500克

调料 | 盐、胡椒粉、黄酒各适量

生地黄

山药

鸭肉

做法 | 鸭肉洗净去骨头，用盐、胡椒粉、黄酒腌1小时，再切成丁；生地黄、山药去皮切片装入纱布袋，垫于碗底，放上鸭肉蒸熟。

用法 | 每周食用2～3次。

功效 | 本方具有美白肌肤、增加皮肤弹性等功效，可修复疤痕。

适用肤型 | 任何类型的皮肤均可使用。

# 厚朴煨猪蹄

【来源】民间偏方

材料 | 猪蹄700克，厚朴15克，当归10克

猪蹄

厚朴

当归

做法 | 猪蹄处理干净；将药材洗净，装入纱布袋中。上述材料一起放入锅内，加入清水，大火烧沸后用小火煨至食材熟烂，去除药包即成。

用法 | 每周食用1～2次。

功效 | 厚朴、当归可行气、活血化瘀，帮助疤痕修复。

适用肤型 | 任何类型的皮肤均可使用。

# 珍珠粉蛋清面膜

【来源】民间偏方

材料 | 珍珠粉适量，鸡蛋1个

珍珠粉

鸡蛋

做法 | 鸡蛋磕开后取蛋清，取适量珍珠粉放入碗中，加入鸡蛋清搅拌均匀。

用法 | 洁面后，将面膜均匀地涂抹在脸上，待面膜干后用清水洗净。

功效 | 珍珠粉有很好的美白、淡斑、淡化痕印的功效，与蛋清调匀敷面能起到紧致肌肤的效果。

适用肤型 | 任何类型的皮肤均可使用。

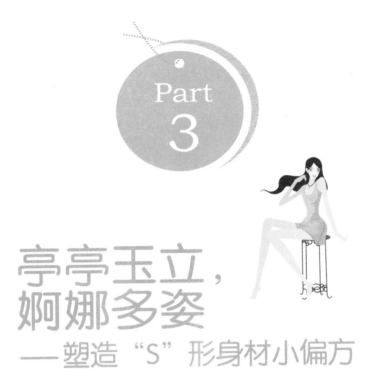

# Part
# 3

## 亭亭玉立，
## 婀娜多姿
### ——塑造"S"形身材小偏方

　　说起塑身减肥的方法，节食是最常见也是最常用的方法。长时间节食，确实会让体重减轻，但是一旦恢复正常的饮食习惯，就会立刻反弹。此外，长期节食不但会亏损气血，还会使人面容憔悴、肤色萎黄、肌肉松弛，并且出现神疲体倦、肌体瘦弱如柴等症状。塑身的前提是安全，食疗和运动疗法是安全、无副作用的减肥方法。该部分给爱美的女性朋友推荐了一系列的食疗偏方和运动偏方，让您轻松获得好身材！

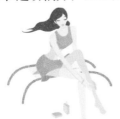

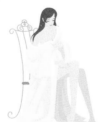

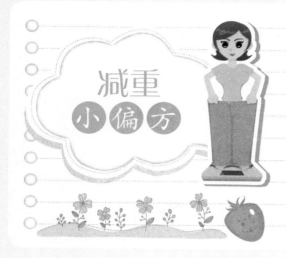

减重
小偏方

现代医学研究证明，25岁之后，人体的肌肉和脂肪的比例会逐渐发生变化，肌肉的比例逐渐下降，而脂肪的比例逐渐上升。当脂肪比重逐渐赶超肌肉比重时，体重就会逐渐增加。但只要有恒心，减肥并不难，以下几款减肥食疗偏方，可以让您在美味中"享瘦"！

## 绿豆芽海蜇皮

【来源】民间偏方

🍳 **材料** | 海蜇皮250克，绿豆芽500克，胡萝卜、黄瓜、香菜各200克，葱花20克

🍳 **调料** | 味精、盐、料酒、花生油各适量

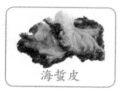
海蜇皮

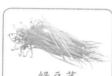
绿豆芽

胡萝卜

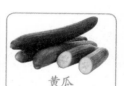
黄瓜

香菜

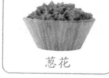
葱花

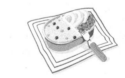

🍳 **做法** | 黄瓜、胡萝卜洗净切丝；将海蜇皮泡发洗净，切长丝，备用；绿豆芽去头尾洗净，备用；香菜洗净，切段；炒锅内注油烧热，下入葱花爆香，放入绿豆芽、胡萝卜丝、黄瓜丝、海蜇丝、香菜段翻炒，炒至食材变软后，加入盐、味精、料酒调味，炒匀即可。

🍶 **用法** | 佐餐食用。

🍾 **减重原理** | 海蜇皮具有清热解毒、化痰软坚、降压消肿之功效；绿豆芽利尿消肿、降脂。常食本方可消脂减肥。

## 蜂蜜党参茶

【来源】民间偏方

🍊 材料｜罗汉果、白茯苓、白术各10克，党参15克，泽泻6克，蜂蜜适量

🍳 做法｜把所有中药材洗干净，罗汉果压碎后备用；锅中放入适量清水，放入所有中药材，煎煮20分钟后去渣留汁，把药汁倒入杯中，调入蜂蜜即可。

🧴 用法｜代茶饮用。

🍶 减重原理｜本方具有降血糖、润肠通便、利水健脾、养胃、止泻除湿的功效，适用于脾虚型肥胖症患者食用。

罗汉果

白茯苓

白术

党参

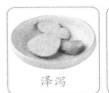
泽泻

蜂蜜

## 青椒拌三皮

【来源】民间偏方

🍊 材料｜西瓜皮200克，黄瓜皮200克，冬瓜皮200克，青椒块20克

🍊 调料｜盐、味精各适量

🍳 做法｜将黄瓜皮、西瓜皮、冬瓜皮、青椒块一起放入开水锅内焯一下，待冷却后均切成条状，放入少许盐、味精调味，装盘即可食用。

🧴 用法｜佐餐食用。

🍶 减重原理｜本方具有清热解暑、生津止渴、利水消脂的功效，经常食用，不但利清热，还有助于减肥。

西瓜皮

黄瓜

冬瓜皮

青椒

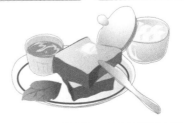

# 荷叶粥

【来源】民间偏方

材料 | 鲜荷叶1张，粳米100克
调料 | 冰糖少许

鲜荷叶

粳米

做法 | 粳米淘洗干净；鲜荷叶洗净，切成块后放入锅内，加清水适量，大火烧沸后，转用小火煮10~15分钟，去渣留汁。将粳米、荷叶汁放入锅内，加入冰糖大火烧沸后，转用小火煮至米烂粥成即可。

用法 | 每日2次，作为早、晚餐食用。

减重原理 | 本方能有效分解体内的脂肪，有减肥的功效。

# 燕麦牛奶粥

【来源】民间偏方

材料 | 燕麦片50克,牛奶250毫升

牛奶

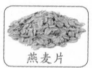
燕麦片

做法 | 将燕麦片放入锅内，加牛奶煮沸，煮至燕麦熟软即可。

用法 | 每日1次，早餐服用。

减重原理 | 本方具有降脂、减肥的作用，适于肥胖、高脂血症、冠心病患者及健康者日常保健用。

# 赤小豆粥

【来源】民间偏方

材料 | 赤小豆30克，粳米50克

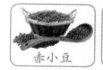
赤小豆

粳米

做法 | 将赤小豆、粳米分别洗净，浸泡半小时，将赤小豆、粳米一同入锅，加适量清水煮至米烂粥成即可。

用法 | 每日2次，作为早、晚餐食用。

减重原理 | 赤小豆具备利水消肿、解毒排脓等功效，与粳米同煮成粥，久食可利水健脾、减重。

# 冬瓜粥

【来源】民间偏方

**材料**｜冬瓜50克，大米80克

**调料**｜盐适量

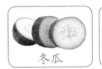
冬瓜

大米

**做法**｜将冬瓜清洗干净后去皮切成小块，备用；再将大米淘洗干净，浸泡半小时。将大米与冬瓜块一起下入锅中，加适量清水煮至粥成，最后加入盐调味即可。

**用法**｜早晚食用。

**减重原理**｜本方有助于消化吸收，同时更有利于减肥瘦身。

# 薏仁粥

【来源】民间偏方

**材料**｜薏苡仁30克

**调料**｜白糖适量

薏苡仁

**做法**｜薏苡仁清洗干净，浸泡半小时后下入锅中，加入适量清水用大火煮沸，转小火煮至粥成，加少量白糖调味即可。

**用法**｜早晚食用。

**减重原理**｜本方具有健脾胃、消脂肪以及排热消肿的功效，有助于减肥。

# 茯苓饼

【来源】民间偏方

**材料**｜茯苓200克，面粉100克

茯苓

面粉

**做法**｜将茯苓研成粉末，放入一容器中，加入面粉和适量水混合后做成饼状，放入烤箱中烤熟即成。

**用法**｜佐餐食用。

**减重原理**｜本方可健脾化湿、养胃，适宜长期食用。

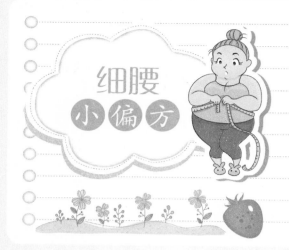

细腰
小偏方

拥有良好的腰身是每个女孩不断追求的梦想。很多女性朋友，尤其是上班族，25岁以后腰部容易囤积赘肉，这是由于身体的新陈代谢率降低，加上平时缺乏运动、喜欢吃甜品和冷饮，因此肥肉很容易积聚在上腹部位。在日常生活中，女性朋友可通过以下几个小偏方达到瘦腰目的。

## 荷叶茶

【来源】民间偏方

材料 | 荷叶3克，决明子6克，玫瑰花3朵

荷叶　　　决明子　　　玫瑰花

做法 | 用40℃左右的热水把所有花茶都冲洗一遍，将所有冲洗过的花茶放入玻璃杯中，然后用85℃左右的热水冲泡，盖上盖，闷5分钟即可。

用法 | 代茶饮用。

细腰原理 | 荷叶有利水、消脂功效，和决明子、玫瑰一起冲泡瘦身功力更强，瘦腰效果更好。食用后，不仅能令人神清气爽，还可达到减肥的目的。

## 赤小豆银花汤

【来源】民间偏方

材料 | 山楂15克，赤小豆200克，金银花适量

调料 | 冰糖适量

 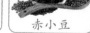 

山楂　　　赤小豆　　　金银花

做法 | 将山楂、金银花一起放入锅中，加适量水煮20分钟。滤渣留汁，放入赤小豆同煮至熟烂，放少量冰糖调味即可。

用法 | 早晚分服。

细腰原理 | 本方具有清火、消脂的功效，常饮用能帮助消除腰部赘肉、美化腰部线条。

# 蚕豆冬瓜豆腐汤

【来源】民间偏方

蚕豆

冬瓜

材料 | 蚕豆、冬瓜、豆腐、土豆各200克，肉末20克

调料 | 盐、食用油、香油各适量

做法 | 鲜蚕豆洗净，冬瓜洗净去皮切块，土豆去皮切小块，豆腐切小块。锅中倒入少许底油，先倒入冬瓜块、土豆、肉末一起翻炒，再倒入蚕豆和豆腐块，加适量清水没过食材。大火煮开后，转小火煮2分钟，最后调入盐和香油拌匀即可。

豆腐

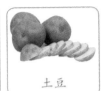

土豆

用法 | 佐餐食用。

细腰原理 | 本方具有利尿消肿、促进肠蠕动的功效，可缓解便秘、燃烧腰间脂肪。

肉末

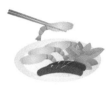

# 苹果银耳瘦肉汤

【来源】民间偏方

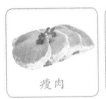

瘦肉

苹果

材料 | 瘦肉400克，苹果1个，蜜枣3颗，百合、银耳、胡萝卜各50克

调料 | 盐适量

做法 | 将瘦肉切厚片，苹果去核切块，胡萝卜切块。锅中加入6碗水，放入瘦肉片、苹果块、百合、蜜枣及胡萝卜煮开后，用中小火炖半小时。将银耳洗净、泡软，在起锅前20分钟放入锅中，最后加适量盐调味即可。

蜜枣

百合

用法 | 佐餐食用。

细腰原理 | 本方能生津止渴、清热除烦、健胃消食、益气清肠，常食可减肥瘦腰。

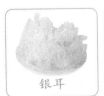

银耳

胡萝卜

# 红豆玉米须汤

【来源】民间偏方

🍲 **材料** | 红豆50克，薏米80克，冬瓜皮30克，玉米须6克

🍲 **做法** | 把红豆、薏米、冬瓜皮分别洗干净，泡发，冬瓜皮切成块备用；玉米须洗净，切成段备用；把所有食材都放入砂锅中，加适量水煎煮2次，每次半小时即可。

🍶 **用法** | 佐餐食用。

🍶 **细腰原理** | 本方具有利尿减肥、健脾清热等功效，适于水肿性肥胖者食用。

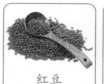
红豆

薏米

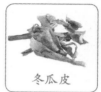
冬瓜皮

玉米须

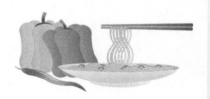

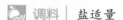

# 木耳豆腐汤

【来源】民间偏方

🍲 **材料** | 豆腐200克，胡萝卜50克，黑木耳25克，鸡汤1碗，肉末20克

🍲 **调料** | 盐适量

🍲 **做法** | 先将水发黑木耳洗净，去蒂；胡萝卜去皮切成小块；豆腐切成片，将胡萝卜块、豆腐片、肉末与黑木耳放入鸡汤中，调入盐，一起炖10分钟即可。

🍶 **用法** | 佐餐食用。

🍶 **细腰原理** | 黑木耳及豆腐均为健康食品，可降低胆固醇，有利于减肥瘦腰。

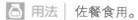

豆腐

胡萝卜

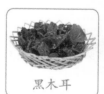
黑木耳

鸡汤

肉末

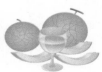

## 揉捏带脉穴 ●【来源】民间偏方

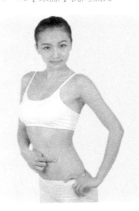

**方法**｜带脉穴位于第十一肋顶端，与肚脐同高，在腰最细处。可从前后两个方向，用双手两边按捏、揉点、提拿带脉。

**细腰原理**｜经常按摩此经脉，瘦腰效果非常好。有类似减肥功效的部位还有腹结穴、京门穴、至室穴等，腰部胀满的女性可以经常按揉这些穴位。

## 按摩天枢穴 ●【来源】民间偏方

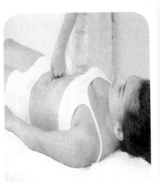

**方法**｜取肚脐两边左右各三指宽处。睡前用双手拇指指端同时回环揉动天枢穴50~100次，逆时针和顺时针方向各重复一次。

**细腰原理**｜按摩此穴对调节肠腹有明显的双向性疗效，既能止泻，又能通便，长期按摩此穴能够确保肠道健康，清除肠道内常年累积的宿便，轻松赶走堆积在腹部的赘肉。

## 弓步拉伸腹部 ●【来源】民间偏方

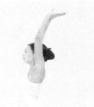
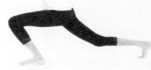

**方法**｜左脚往前大步跨出，然后充分屈膝，大小腿成90度，带起右脚离地，骨盆立起来，腹部肌肉收紧，双手向上平直举起。在家里打扫的时候，也可以用弓步的姿势来拉伸腹部肌肉。

**细腰原理**｜本方可拉伸腹部肌肉，促进血液循环，加速脂肪的燃烧，从而达到细腰的效果。

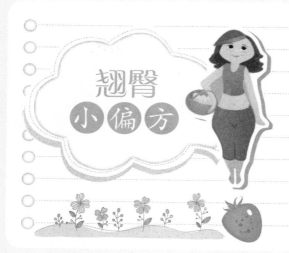

俏丽健美的臀部是女性引以为豪的财富之一。可是现在上班族们整天坐在桌前，压制着臀部仅有的曲线，让大部分女性朋友倍感烦恼。下边我们就教大家怎样健康护理臀部，让性感翘臀一直陪伴我们。

## 九点靠墙法

【来源】民间偏方

**方法** 两腿并拢，靠墙站立，身体背后九个点贴着墙面，即两只脚后跟、两个小腿肚、两个臀尖、两个肩和后脑勺都贴着墙。然后做"提收松挺"，提、收，就是膝盖、臀部、腹部向上提收；松、挺，指前胸、后背、颈部向上挺拔，两肩放松。不要抬下巴，感觉颈部向上牵引，引导整个脊椎在感觉上成直线。

**翘臀原理** 本方收紧臀部、腹部、腿部肌肉，从而起到瘦身作用。

## 提臀开胯法

【来源】民间偏方

**方法** 双腿分开与肩同宽，重心落在右腿上，左腿自然弯曲，脚尖轻轻踮起，胯骨向右腿边上提。双手手掌相对合十，手掌靠近身体右侧，坚持10秒。再将重心移至左腿上，手掌移至左侧，坚持10秒。左右各10次为一组，完成2~3组。注意：胯骨一定要尽量打开，并且用力将臀部上提。

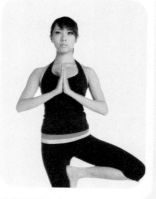

**翘臀原理** 本方可消除臀部脂肪，紧实并提升后臀。

# 单脚下蹲法

【来源】民间偏方

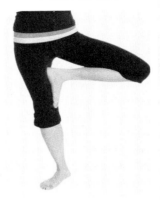

**方法**　双腿分开与肩同宽，重心落在右腿上，左腿慢慢抬起，将腿盘在右腿的膝盖外侧，身体略微下蹲。右手向上拉伸，左手带动身体向右转，并置于胸前。保持30秒，然后换腿，5次为一组，完成2~3组。在整个过程中，身体一定要保持挺直，并且用力夹紧臀部。右手尽量向上伸，仿佛在够某样东西。

**翘臀原理**　本方主要锻炼大腿根部和臀部之间的线条，能够取得最大化的锻炼效果。

# 撑地前倾法

【来源】民间偏方

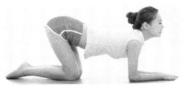

**方法**　俯跪在地上，双手垂直向下支撑，上身平直，腰部放松下塌；左腿膝盖离开地面，保持膝关节弯曲的姿态，先向胸部收膝靠拢，然后向后上方蹬出，到最高点时左腿完全伸直，努力绷紧臀部肌肉，然后循原路线收回左腿，再次蹬出。每条腿做3~4组，每组20次，双腿轮流做。

**翘臀原理**　这个动作能够锻炼臀部肌肉，修正臀部下垂的体型。

# 单腿平衡法

【来源】民间偏方

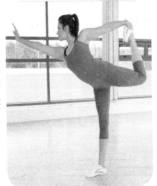

**方法**　重心落在右腿上，左腿夹紧从身体后方向上抬起，左手伸直抓住左腿脚踝，向上拉，身体保持前后平衡，右手前伸，保持与肩膀、左手同一水平，坚持1分钟。放下归位，换腿换方向，5次为一组，完成2~3组。向身体后方向上拉腿的过程中，不必一味求高，在整个过程中，要注意臀部夹紧，动作缓慢，身体挺直，不要倾斜，保持平衡。

**翘臀原理**　本方可将臀部赘肉收紧。

## 侧身抬腿法 ————————————————————————————— 【来源】民间偏方

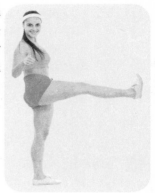

**方法** ｜ 双腿分开与肩同宽，重心落在左腿上，右腿慢慢抬起，与左腿呈90度。双手握拳，拳心向外翻转。坚持10秒之后，再换左腿侧身抬起。左右各10次为一组，完成2～3组。大腿抬起的时候，不必抬得过猛，否则大腿肌肉会酸痛。

**翘臀原理** ｜ 这个运动带动臀部脂肪的运动，提升、紧实臀部及大腿肌肉。

## 夹臀法 ———————————————————————————————— 【来源】民间偏方

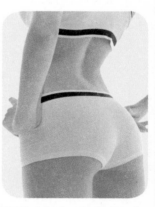

**方法** ｜ 立正站好，身子保持挺直状，双臂置于臀部两侧。利用腿部的力量将双腿相向用力夹紧，使臀部感到挤压，保持该姿势片刻后缓慢恢复原姿势，稍后再接着练习上述运动，每天10次。

**翘臀原理** ｜ 这个运动能使你的臀部变得紧实，远离赘肉烦恼，瘦出性感翘臀。

## 美化臀形法 ——————————————————————————————— 【来源】民间偏方

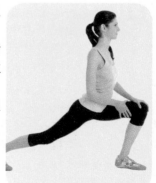

**方法** ｜ 1.双腿靠拢，立正站好，面向前方，双手叉腰。2.单腿轻轻向前跨出，两膝成90度弯曲。先吸一口气，再边吐气边回到动作1，换腿跨出，动作相同，左右脚重复做15～20次。做该动作时要保持抬头、挺胸，且背脊伸直。前脚不要向前跨出太远，后腿下弯时，膝盖尽量贴近地面，但不要贴地。

**翘臀原理** ｜ 本方可收缩臀部肌肉，强化腰力及腿力。对消除大腿两侧的肥肉尤其有效。

## 前跨腿

【来源】民间偏方

**方法**｜双腿分开，与肩同宽。胸背部挺直，左腿向前迈出一大步，使膝盖与地面成90度，大腿与地面平行，双手叠放在左腿膝盖上。保持膝盖处于足部的正上方。然后将腿收回，恢复到动作开始的状态。左腿做8次后再换右腿做8次。开始时整套动作做1组，每组8次，慢慢增加到整套动作做3组，每组15次。

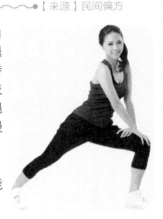

**翘臀原理**｜本方不但能锻炼臀部和大腿力量，还能锻炼身体平衡和动作协调的能力。

## 后抬臀

【来源】民间偏方

**方法**｜双手双膝着地，保持肩膀在手掌上方，臀部在膝盖上方，腹部收紧。向后上方抬起右腿，直至脚心朝向天花板，大腿与地面平行。慢慢下落膝盖，到快要接近地面时停住，然后再次向后上方抬腿。每组重复8次这个动作，然后逐渐增加到每组15次，连做3组。

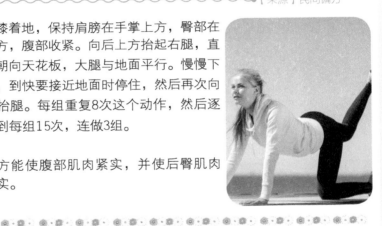

**翘臀原理**｜本方能使腹部肌肉紧实，并使后臀肌肉结实。

## 前屈腿

【来源】民间偏方

**方法**｜一脚在前一脚在后站立，或者一只脚踏在矮凳(或楼梯)上，双手叉腰。将右脚平放在矮凳上。身体前屈，从右脚跟部发力站起至腿伸直，左腿弯曲着随身前移。过程中由右腿支撑身体的重量。左右腿交替做，每组8次，然后逐渐增加到每组15次，连续做3组。

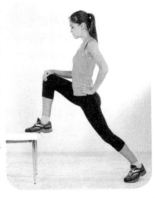

**翘臀原理**｜本方能提臀、调理肌腱，可练习身体的平衡能力。

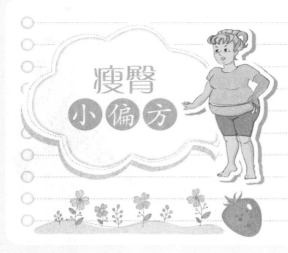

不少女性朋友对自己的臀部不满意，加上长期久坐，疏于运动，臀部的线条会变得越来越松垮，一旦臀部的线条不好看，即便这个女性从前面看起来很漂亮，但是难看的臀部一样会让她美感尽失。怎样才能拥有紧实而又好看的臀部呢？以下推荐几种运动瘦臀法，让您练出紧致臀部！

## 浴缸瘦臀法
【来源】民间偏方

**方法** ┃ 放一池温水，坐在浴缸中，将双腿伸直。将一条腿屈起，用力向前俯下身去，维持约10秒，双腿轮流重复动作，能收紧腿部及臀部的肌肉。

**瘦臀原理** ┃ 沐浴时，心情得到舒缓，更是臀部健美的好时机，因为身体得到暖和，血液循环更好，容易解除肌肉酸痛，更可消除身体的浮肿。

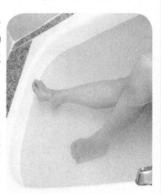

## 减臀法
【来源】民间偏方

**方法** ┃ 1.俯卧，双手屈曲托头部，脚尖伸直。2.臀部用力，边吐气，边尽量抬高其中一只脚，脚要保持伸直，静止1秒钟。再回到动作1，依相同步骤抬起另一只脚。左右交替连续做15~20次。不要勉强扭动臀部抬脚，因这样可能会造成腰痛，反而达不到运动效果。抬腿时应同时收缩腹部肌肉。

**瘦臀原理** ┃ 这个运动可消除臀部上方肥肉，锻炼腿肌，令臀部变得更挺。

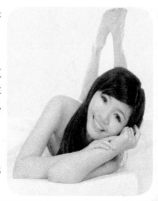

## 甩手大步走

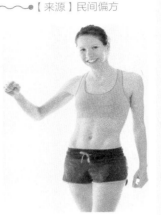

**方法** | 先收腹、抬头、挺胸、缩臀，然后步子尽量大，手要大幅甩动，像阅兵的女兵走路一样，只是腿不必踢正步。散步时也可利用此法运动，如果甩手不挺胸，则像面条，软趴趴的，相反，如果甩手又挺胸自然会神气。

**瘦臀原理** | 本方可以瘦腰、瘦背、瘦臀，让手臂没有赘肉，是最好的全身运动。

【来源】民间偏方

## 三阶段式美臀纤腿按摩法

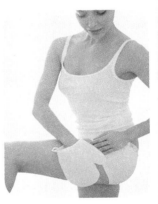

**方法** | 以双手画大圆的方式由大腿内侧推至外侧3次，再由膝上方向上推压至大腿上侧3次。由腰际向大腿方向下压并朝臀部回推，左右各3次。以双手贴住肌肤，由臀部向大腿方向，以波浪式按压，揉捏组织，促进排水功能。

**瘦臀原理** | 本方可强化臀部肌肉，让松垮垮的肥肉变得紧实。

【来源】民间偏方

## 网球揉搓法

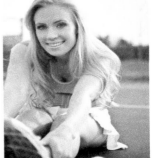

**方法** | 将一个网球放在臀部感到紧绷的部位缓慢滚动。当网球碰到疼痛部位时，将球握住，轻柔地按向痛处1分钟左右，直到压痛感减轻。每隔5~10分钟按摩1次，每周5天，直到臀部肌肉放松。

**瘦臀原理** | 本方有让臀部肌肉得到放松、恢复臀部肌肉的功能。

【来源】民间偏方

## 仰卧慢蹬车法 ～～～～～～～～～～～ ●【来源】民间偏方

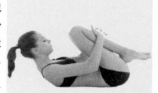

**方法** | 平躺在毯子上，左膝弯曲后贴近胸部，右腿抬起后使劲伸展，和地面呈45度角，双手抱腿，肘部向外弯曲，把头、颈和肩膀抬离地面，使肩膀与双膝相对，保持这个动作几秒钟的时间后，换右腿屈膝，左腿抬起，同样保持几秒钟后，恢复初始姿势。每次扭动身体至少要呼气吸气一次。做2~3组练习，每组10~20次。

**瘦臀原理** | 本方对腿部和臀部有很好的锻炼作用。

## 抬腿仰卧起坐法 ～～～～～～～～～ ●【来源】民间偏方

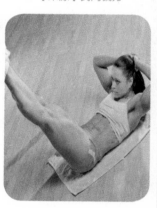

**方法** | 平躺在地毯上，双腿弯曲，缓慢抬起，抬到臀部的垂直上方，双脚的脚踝相互交叉，双手抱头，肘部向外弯曲，双手抱头，然后慢慢把头、颈和肩膀卷离地面，紧紧地收腹，并且呼气，同时把髋部和臀部提起，离开地面，然后再慢慢回到起始的姿势。提臀的时候，腿和髋部不要朝脸的方向弯曲，上身要保持不动。

**瘦臀原理** | 本方不仅能够瘦臀，还能够收腹。

## 提臀法 ～～～～～～～～～～～～～～ ●【来源】民间偏方

**方法** | 仰躺地上，双腿并拢，膝盖弯曲，双脚直立。双臂放在身体两侧。用腰部的力量将臀部和上身慢慢提起，直到大腿和上半身成直线，肩膀和双脚支撑身体。保持这个动作10秒。再慢慢放下，重复练习10次。

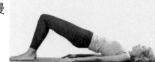

**瘦臀原理** | 本方可强化臀部肌肉，对腰、腹部也有一定的锻炼效果。

## 强化腰臀法

【来源】民间偏方

**方法** 1.仰卧，双脚张开与腰同宽，膝盖弯曲，双手平放两边。2.边吐气边尽量挺起腰部，直到气完全呼出，再回到动作1，中间不要休息，动作保持连贯效果才会明显。持续做15~20次。

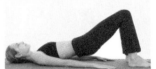

**瘦臀原理** 这个简单的运动对收腰、臀都有好处。每次做都要用力，习惯了这套动作之后，臀部可以不接触地面，这样效果会更好。

## 健身球抬腿

【来源】民间偏方

**方法** 趴在健身球上，健身球放在腹部位置，手臂自然垂到地板上。缩紧腹部肌肉，保持背部挺直。绷紧臀部的肌肉，向后抬起一条腿（注意不要用到腰部肌肉的力量），静止30秒，然后再换另一条腿。每次做10组。

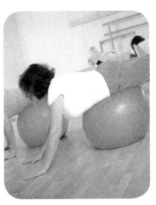

**瘦臀原理** 此方法可紧致臀部和腿部肌肉，使其曲线变得柔美。

## 瘦臀美腿法

【来源】民间偏方

**方法** 坐在地板上，两脚伸直，背往后靠，用手肘作支撑，两手放置髋部。下半背部压向地面，用腹部的力量，抬起双腿至45度。两腿并拢往前伸直，按顺时针画12个圈，然后再按逆时针画12个圈。

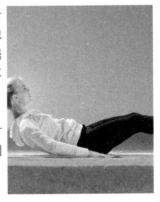

**瘦臀原理** 常做此动作既可以收腹，又能瘦腿，还可以收紧臀部肌肉，美化臀部线条，有利于体型匀称。

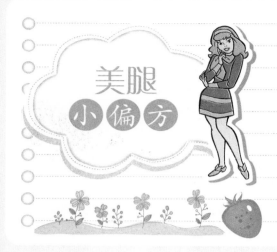

女性到了性成熟时期，身体的脂肪就开始有规划地堆积，其中，腿部就是关键的部位之一。而且，此时的脂肪和身体的体温息息相关，当温度较低时，机体为了保护自己，会增加更多的脂肪含量，所以腿部的保暖也十分重要。此外，想要有一双美腿，平日还要多吃有瘦腿效果的食物以及多做美腿运动。

## 姜汁菠菜

【来源】民间偏方

**材料**　菠菜500克，生姜1块

**调料**　老醋、酱油、香油、盐、鸡精、食用油各适量

菠菜　生姜

**做法**　将菠菜择洗干净，去掉老根留红头，切成长段，在沸水中略烫一下，捞出过凉，沥干水分，放入盘中摊开待用；生姜去皮洗净，碾压捣烂，加入食用油、醋、酱油、盐、鸡精调成汁，浇在菠菜上，淋上香油拌匀即可食用。

**用法**　佐餐食用。

**美腿原理**　菠菜可以加快血液循环，有利于离心脏较远的腿部得到更多的养分和营养，多食有美腿作用。

## 木瓜雪蛤汤

【来源】民间偏方

**材料**　木瓜1个，雪蛤、牛奶各适量

**调料**　冰糖适量

木瓜　雪蛤　牛奶

**做法**　将木瓜顶部切去2/5做盖，挖出木瓜的核和瓜瓤做盅。将冰糖和水一起放入锅中加热，放入洗净的雪蛤煲半小时，加入牛奶，煮沸后注入木瓜盅内，加盖，用牙签插实木瓜盖，隔水炖1小时即可。

**用法**　早晚分服。

**美腿原理**　雪蛤有润肤养颜的功效；木瓜里的蛋白分解酵素、番瓜素可帮助分解油脂，减少胃肠的工作量，让双腿慢慢变得纤细有型。

# 百合银耳玫瑰花汤

【来源】民间偏方

- **材料**｜百合20克，莲子10克，银耳30克，红枣11颗，玫瑰花瓣少许
- **调料**｜红糖适量
- **做法**｜百合、莲子、银耳均洗净，红枣剖开。将百合、莲子放入锅中煮熟，再加入银耳、红枣，炖至食材熟烂，再加红糖、玫瑰花瓣即可。
- **用法**｜早晚服食。
- **美腿原理**｜本方益气润肺、养颜美容、宁心安神。对血液循环不良以及水分、油脂的积滞所造成的腿脚肿胀很有帮助。

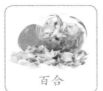
百合

莲子

银耳

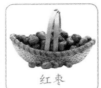
红枣

玫瑰花瓣

# 芹菜干丝

【来源】民间偏方

- **材料**｜芹菜500克，猪瘦肉150克，黄瓜100克，五香豆干2块，彩椒20克，香菜段20克
- **调料**｜食用油、盐、黄酒各适量
- **做法**｜黄瓜去皮切成丝，芹菜、五香豆干、彩椒洗净切丝；猪瘦肉洗净切丝，加入黄酒、盐拌匀。炒锅内注油烧热，放入瘦肉丝、豆干丝、黄瓜丝煸炒，加盐、少许水焖3分钟，最后倒入芹菜丝、彩椒丝、香菜段翻炒均匀即可。
- **用法**｜佐餐食用。
- **美腿原理**｜芹菜含有丰富的胶质性碳酸钙，可以补充双腿所需要的钙质；芹菜含有丰富的钾，可以防止下半身水肿。

芹菜

猪瘦肉

黄瓜

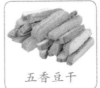
五香豆干

彩椒

香菜

# 当归蒸鲤鱼
【来源】民间偏方

材料 | 鲤鱼1条，当归6克，川芎3克，枸杞9克，黄芪9克

调料 | 盐、酒、姜、葱各少许

做法 | 当归、川芎、黄芪、枸杞用水、酒（依个人喜好添加）两碗煮成一碗；鲤鱼处理干净，倒入熬煮好的汤，加少许盐，撒上姜、葱丝，入蒸锅蒸熟即可。

用法 | 佐餐食用。

美腿原理 | 本方有补气利水、健脾养颜的功效，对改善下肢循环差及冰冷久坐造成的手、足部肿胀很有效。

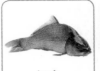
鲤鱼

当归

川芎

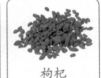
枸杞

黄芪

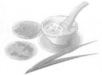

# 红烧猪蹄
【来源】民间偏方

材料 | 猪前蹄1只，黄豆适量，杜仲9克，淮山5克，当归3克，黄芪9克

调料 | 葱、姜、蒜、酱油、盐、酒各少许

做法 | 药材、水、酒各三碗煮成一碗备用；猪蹄洗净，加入黄豆、葱、姜、蒜，慢慢炖至食材熟烂，再加酱油、盐及药汁同焖，待汁浓稠时即可。

用法 | 佐餐食用。

美腿原理 | 本方能强健筋骨，消除湿气，使腿部线条美好。它还有减少四肢酸痛、静脉曲张所致肿胀的效果。

猪前蹄

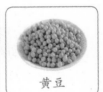
黄豆

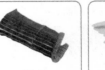
杜仲

淮山

当归

黄芪

# 瘦腿操

**方法**　正坐在床上，腿部略微屈膝，脚掌着地。用双手的拇指和食指从左右两侧轻轻地捏住腿部，然后从脚踝处慢慢向上轻揉，直至腿部感到略微酸疼，换另一条腿练习上述运动。另外，在给腿部按摩的时候，最好用乳液、按摩膏或精油之类的润滑液，于洗澡后进行按摩，这样身体吸收更快，减肥的效果会更好。

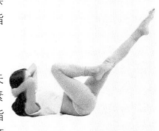

**美腿原理**　本方能使腿部变得更加纤瘦，以达到减肥瘦身效果。

# 双脚晃动

**方法**　仰卧在床上或地板上，先让双脚在空中晃动，然后像踏自行车一样让双脚旋转，持续2分钟。全身血液循环立即通畅，可燃烧脂肪，且有助于改善睡眠。

**美腿原理**　全身血液循环不佳，就会发生内脏功能失调和内分泌失调的现象，会导致体内毒素不能及时排出，新陈代谢速度过慢造成脂肪堆积，出现肥胖。简单的局部刺激便可以促进血液循环，加快新陈代谢速度。

# 敲击脚底

**方法**　以脚掌为中心，有节奏地进行揉搓，以稍有疼痛感为度，每只脚100次左右，运动完成约2分钟。

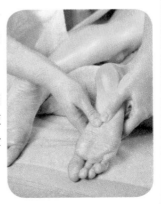

**美腿原理**　每天晚上睡前用拳头敲击脚底，可以消除一天的疲劳，促进全身血液循环，使内脏排毒功能增强，使体内血管的排泄功能畅通无阻，加快燃脂速度。

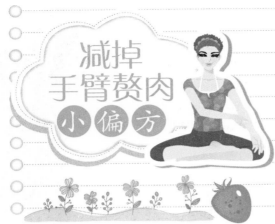

由于手臂有赘肉，以至我们不敢穿短袖。瘦手臂的方法最主要的就是运动，这些运动包括瘦臂操、举哑铃等。手臂的赘肉总是在不知不觉中就会长出来，因此学会一套手臂操对于保持手臂的线条非常重要，要是能掌握具有食疗作用的小偏方也很不错哟！

## 海白菜蘑菇汤                                    【来源】民间偏方

🍲 **材料** ┃ 海白菜50克，蘑菇50克

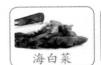
海白菜

蘑菇

🍳 **做法** ┃ 海白菜洗净，切段；蘑菇洗净，撕小块。海白菜放入锅中，加清水煮沸后加入蘑菇块，待食物熟透关火即可。

🧴 **用法** ┃ 饮汤吃菜，代替午餐或晚餐，每周3次。

🍶 **减臂原理** ┃ 本方具有清热解毒、软坚散结、利水降压的功效，常食对去除手臂浮肿、赘肉等有很好的效果。

## 芡汁嫩豆腐                                    【来源】民间偏方

🍲 **材料** ┃ 嫩豆腐、西红柿各100克，干瑶柱20克

🍛 **调料** ┃ 油、盐、香菜段、水淀粉、食用油各适量

嫩豆腐

西红柿

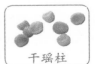
干瑶柱

🍳 **做法** ┃ 干瑶柱泡发，撕成丝状；嫩豆腐切片，放入蒸锅里大火蒸2分钟，取出，倒掉盘里的水；西红柿切碎。锅里放少量油，倒入西红柿翻炒片刻，再放入瑶柱丝及适量水、盐，盖上锅盖焖1分钟，然后放入香菜段，用水淀粉勾芡，把芡汁倒在蒸好的嫩豆腐上面即可。

🍶 **减臂原理** ┃ 本方有助于消化、排除积聚在肠胃内的脂肪，可减少臂部脂肪。

## 手臂操

【来源】民间偏方

**方法** ┃ 背部挺直站于地面，腹部和腰部都要收紧，肩膀放松。双手合十，然后用力地相推，感觉到臂部的用力以及胸部的膨胀。挺胸收腹，手肘弯曲抬至胸前，左手掌朝下右手掌朝上相互扣住相互向外牵拉抻平。

**减臂原理** ┃ 此方法可以紧致手臂肌肉，有利于消除赘肉，达到减肥效果。

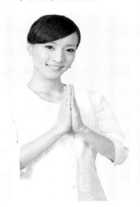

## 站式练习法

【来源】民间偏方

**方法** ┃ 身体放松站直，然后双手各拿一个哑铃，向上伸直双臂，切记手臂夹紧，举过头停留3秒。然后弯曲肘关节，呈90度，保持3秒后再往头顶举。重复10遍即可。双脚分开一个自然的跨度，双手各拿一个哑铃，左脚向前迈进一步，右脚保持笔直的状态，左手放在大腿上，右手垂直地面向肩膀方向平举，举至手臂平行于肩膀，停留2秒后匀速放下手臂。10组1次，然后换另一边。

**减臂原理** ┃ 本方可使肌肉结实，强壮肌纤维，使手臂赘肉变紧实，从而达到瘦臂效果。

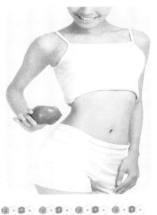

## 坐式练习法

【来源】民间偏方

**方法** ┃ 屁股只坐凳子的1/3，方便背部挺直。然后双肩放松，双腿并拢，双手各拿一个哑铃放在身体两侧，手掌心相对。手掌心翻转面对胸部，肘关节弯曲，前手臂举起哑铃垂直于地面，上臂在身体两侧夹紧不动。保持这个姿势5秒钟，然后还原预备姿势，重复10遍即可。

**减臂原理** ┃ 本方可强化手臂肌肉，使手臂赘肉变紧实，从而达到瘦臂效果。

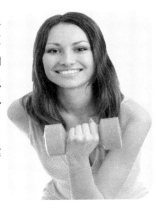

## 按摩法 ————————————————— 【来源】民间偏方

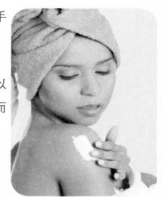

**方法**｜准备一支纤体霜，涂在手臂上，然后一只手握住另一只手的手臂，用手指进行按压。

**减臂原理**｜手臂按摩不仅能够起到局部瘦身的效果，而且利于身体保健。因为通过按摩，可以将手臂上的脂肪和毒素排出体外，从而起到瘦手臂的作用。

## 拉伸后臂法 ————————————————— 【来源】民间偏方

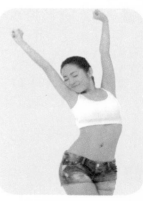

**方法**｜双手握拳，向上伸直双手手臂，再用力向后伸展，直到不能伸展为止。如此动作每天做2组，每组15次。

**减臂原理**｜这是一个拉伸性动作，能收紧手臂上松弛的肉肉，但要注意量力而为，可防止拉伤。

## 揉燃法 ————————————————— 【来源】民间偏方

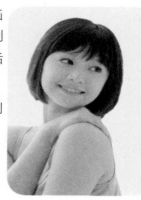

**方法**｜用对侧手抓住手臂，用拇指和其他四指以画小圆的方式，由手腕向肩部揉搓肌肉，特别是对臂内侧腋窝邻近的肌肉，用手掌抓紧后揉捏5次左右。内侧、外侧各做5次左右。

**减臂原理**｜这个方法能加速臂部脂肪的燃烧，达到瘦臂效果。

# 仰卧起坐法 〜〜〜〜〜〜〜〜〜〜 【来源】民间偏方

**方法**｜仰卧，两腿并拢，手臂屈肘，两手托在头下，手肘尽量往地面下压，充分打开胸廓。利用腹肌收缩，两臂带动头、上体，迅速成坐姿，上体继续前屈，至头部接触膝盖。然后还原成坐姿，如此连续进行。

**减臂原理**｜仰卧起坐不仅能锻炼腰腹部的肌肉，还能锻炼整个手臂的肌肉，加速血液循环功能，自然而然加快脂肪的燃烧。

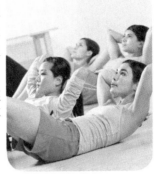

# 弹力带法 〜〜〜〜〜〜〜〜〜〜 【来源】民间偏方

**方法**｜身体站成一直线，双脚分开与肩同宽；右手拿着弹力带的一端，将另外一端踩在右脚下面，用力拉紧；重心下移，双脚都弯成90度，左脚放在右脚后面，双手用力把弹力带拉起来；恢复原来姿势，改成左手拿弹力带练习；1星期做3次，每次重复12遍。

**减臂原理**｜本方借助弹力带来瘦手臂，可以让你的手臂直接感受到来自弹力带的反作用力，在运动的过程中充分锻炼到手臂的肌肉。

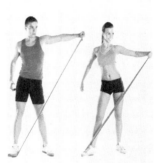

# 举水杯 〜〜〜〜〜〜〜〜〜〜 【来源】民间偏方

**方法**｜在空杯中装满清水，双脚与肩同宽，举起水杯向前伸直，之后向上举，坚持10秒，然后放下换另一只手，再重复此动作20次，坚持一段时间就能看到效果。

**减臂原理**｜本方可收紧手臂松弛肌肉，加速臂部脂肪的燃烧，从而起到瘦臂的效果。

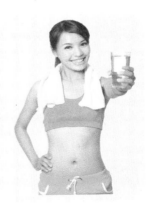

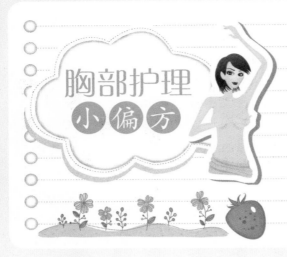

胸部护理小偏方

女性在青春期发育之前，乳腺几乎呈现停滞的状态，直至发育期，受到激素的影响，乳腺及纤维组织开始膨胀成型。直到25岁左右，胸部发育几乎已经定型。25岁之后，乳房受到老化及外在环境的影响，逐渐失去支撑的能力而松软下垂，致使皮肤弹性差而产生皱纹，胸部也随之失去坚挺的弹性。

## 当归粥

【来源】民间偏方

🍊 材料｜当归20克，大米80克

当归

大米

🍲 做法｜大米洗净，用清水浸泡半小时；当归切碎后放入锅中，加适量清水慢慢炖煮；待药汁煮沸后，滤去药渣，放入大米，煮至粥成即可。

🧴 用法｜早晚分食。

🍶 美胸原理｜当归可生血、补血、活血，本方有暖宫的作用。

## 花生红枣黄豆酥

【来源】民间偏方

🍊 材料｜花生100克，红枣100克，黄豆100克

花生

红枣

黄豆

🍲 做法｜将花生和黄豆磨成粉，红枣切碎后与花生粉、黄豆粉、清水混合并揉成小球，放入烘箱内以150℃烤15~20分钟即可。

🧴 用法｜可作为下午茶点心，以茶配食。

🍶 美胸原理｜本方有滋补气血、丰胸的效果。

# 三黑甜粥

【来源】民间偏方

材料｜黑米、黑豆、黑芝麻各20克

调料｜白糖适量

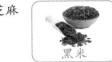  
黑米　　黑豆　　黑芝麻

做法｜将黑米、黑豆放在温水中浸泡半小时，然后再上锅熬煮，煮沸后撒入黑芝麻搅拌均匀，继续熬煮至所有食材熟烂，加白糖调味即可。

用法｜每天早上食用1碗。

美胸原理｜黑色食物入肾经，能促进循环代谢和新陈代谢，从而使女性内分泌更加平稳，胸部发育自然也能得到保障。

# 黑芝麻杏仁茶

【来源】民间偏方

材料｜黑芝麻20克，甜杏仁15克

调料｜冰糖适量

黑芝麻　　甜杏仁

做法｜将黑芝麻去除杂质，洗净烘干备用；将甜杏仁洗净晾干。将杏仁与黑芝麻一同捣烂后用开水冲泡，加入冰糖即可。

用法｜代茶饮用。

美胸原理｜黑芝麻含有丰富的B族维生素和维生素E，能经过刺激雌激素的分泌来促进乳腺管增长，起到美胸效果。

# 白芷鲤鱼汤

【来源】民间偏方

材料｜白芷20克，鲤鱼1条

调料｜盐适量

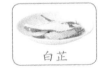 
白芷　　鲤鱼

做法｜将鲤鱼宰杀后洗净，白芷洗净，加水适量，将鲤鱼、白芷一同入锅熬煮至熟，加入盐调味即可食用。

用法｜饮汤食鱼肉，隔日1次。

美胸原理｜白芷调养气血、丰满乳房；鲤鱼性温味甘，有健脾开胃、利水安胎、通乳之功效。本方对乳房发育不全或乳房健美有良好疗效。

# 对虾通草丝瓜汤

【来源】民间偏方

🍋 **材料** | 对虾2只，通草6克，丝瓜络10克，山药50克，香菜20克

🍋 **调料** | 姜丝、盐各适量

🍲 **做法** | 将对虾治净，山药去皮切块，通草、丝瓜络洗净，香菜洗净切末。将对虾、通草、丝瓜络一同放入锅中，加适量清水煎煮，加姜丝、盐调味，撒上香菜末即可。

🍶 **用法** | 饮汤食虾，每日1次。

🍶 **美胸原理** | 虾性温、味甘咸，有补肾壮阳、通乳、开胃化痰之功效。常食可健美乳房，使之丰满，焕发青春。

对虾

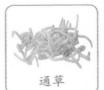
通草

丝瓜络

山药

香菜

# 青枣甜粥

【来源】民间偏方

🍋 **材料** | 青枣50克，白果15粒，杏仁15克，红枣20克，枸杞10克，大米适量

🍋 **调料** | 冰糖适量

🍲 **做法** | 将青枣、白果、杏仁、红枣、枸杞、洗净的大米全部放入锅中，加适量清水，旺火煮沸，再改用小火熬煮成粥，加入冰糖调味即可食用。

🍶 **用法** | 早晚分食。

🍶 **美胸原理** | 青枣是秋天的当季水果，能够给乳房补充水分，让乳房变得水润有弹性。青枣还含有丰富的蛋白质、碳水化合物、维生素等，有助于起到丰胸效果、畅通乳房血管。

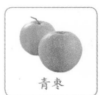
青枣

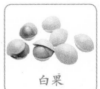
白果

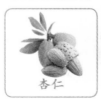
杏仁

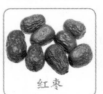
红枣

枸杞

大米

# 青木瓜排骨汤

【来源】民间偏方

**材料** ｜ 青木瓜1个，桔梗5克，花生仁20克，莲子50克，猪排骨300克

**调料** ｜ 盐、葱段、姜片各适量

**做法** ｜ 猪排骨汆去血水备用；木瓜去皮去瓤，切成小块；莲子洗净泡发备用；将猪排骨、莲子、花生仁、姜、葱段及桔梗放入锅中熬煮，待成浓稠高汤后，去除桔梗，再放入木瓜块，煮熟后加入盐即可食用。

**用法** ｜ 分3天午、晚餐时食用。

**美胸原理** ｜ 本方具有滋阴补气的功效，能促进胸部发育。

青木瓜

桔梗

花生仁

莲子

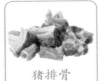
猪排骨

# 黄豆排骨汤

【来源】民间偏方

**材料** ｜ 猪排骨500克，黄豆50克，大枣10颗，黄芪、枸杞各20克，通草20克

**调料** ｜ 姜片、盐各适量

**做法** ｜ 将猪排骨洗净，剁成块；黄豆、大枣洗净；黄芪、枸杞、通草洗净，用纱布绑成药包。锅内加水，用大火烧开，放入猪排骨、黄豆、大枣、姜片和药包，用文火煮2小时，拣去药包，加盐调味即成。

**用法** ｜ 佐餐食用。

**美胸原理** ｜ 本方益气养血通络，适用于气血虚弱致乳房干瘪的女性。

猪排骨

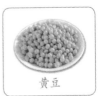
黄豆

大枣

黄芪

枸杞

通草

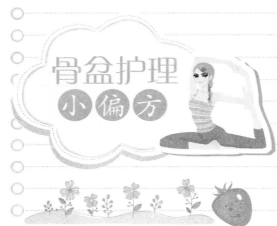

骨盆护理
小偏方

对于女性骨盆的认识，最常见的是和生孩子联系在一起，因此，从这个角度讲，女性的骨盆不只是身体的一个结构。在这个结构里，还有着决定你人生命运的脏器，骨盆出现问题，会引发各种疾病，如盆腔炎、宫颈炎、阴道炎等，甚至会引发全身系统性疾病。因此，女性应该学会保护骨盆。

## 骨盆操
【来源】民间偏方

**方法** 平躺，让双腿慢慢举起，脚掌相贴。双手扶于骨盆处，维持动作约10秒钟。让骨盆稍微转动之后，借由双脚的力量，给骨盆尽力伸展的机会，就像人累的时候会想伸懒腰一样，让双腿与骨盆的气血循环活络些，隔天睡醒才不会觉得下半身酸痛不舒服。

**护盆原理** 本方让骨盆适度运动，这样骨盆才不会淤积不通的气血。

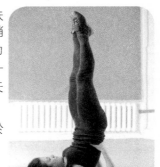

## 合掌合跖运动
【来源】民间偏方

**方法** 平床仰卧，两手相合置于胸前，两手指尖合并，膝盖弯曲，两脚底合并形成合掌合跖。合掌后两前臂顺长轴上下活动，下肢亦顺长轴活动，但下肢活动范围不可过大，合掌合跖上下伸屈运动36~100次，做完后手掌与脚底仍合拢，静躺1~10分钟。

**护盆原理** 本方可调节全身，特别是腰部、双下肢的肌肉、血管、神经的功能，从而促进骨盆内脏器和腹部脏器的机能，对预防妇科病、不孕症，促进安全分娩特别有效。

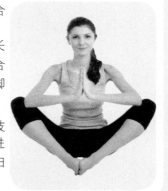

## 抱膝运动法

● 【来源】民间偏方

**方法** | 1.双腿弯曲，双手抱膝，维持不动的状态约10秒钟，双脚再放下、反复收起抱膝，运动骨盆肌。2.接着将双手往弯曲的双腿中间穿过去，抱住相贴的脚掌，一样利用手拉脚掌的力量将下盘往身体靠拢，维持约10秒钟。

**护盆原理** | 运用抱膝的动作可以让腿部与全身的柔软度都增加，活动肌肉，减少因长时间不运动而堆积的脂肪，身体也可以借此放松许多。

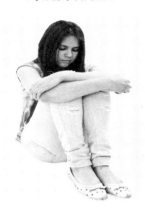

## 伸展放松法

● 【来源】民间偏方

**方法** | 1.全身放松站直，左手扶住椅背，右手向上伸直，双脚作并拢姿势。2.左脚往前跨出一步，拉动身体向前伸展，此时右脚尖自然被带起、轻触地面。头部看向扶住椅背的左侧，双目自然垂视、把焦点放在左臀上。维持4个深呼吸之后，身体就可以换边再来一次。

**护盆原理** | 本方可帮助身体暖身、放松全身筋骨，从手指到脚趾、从肩颈的伸展到脊椎骨盆的转动，达到良好的塑身效果。

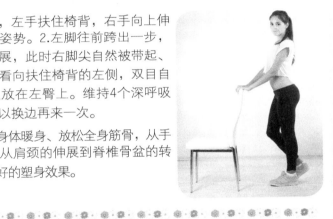

## 全身运动法

● 【来源】民间偏方

**方法** | 1.平躺后左脚弯曲，双手先扶在左膝上。2.左手横放与肩同宽，头跟着转到左侧，双眼焦点放在左手掌。原本扶住左膝的右手，反向把左膝往身体右侧带压过去，转动身体。3.吸气，让左手开始逆时针画圆。4.当左手画到头顶再往右侧画去时，头部顺势带动肩颈的力量跟着手势往右侧转过去。5.身体这时候已经完全朝向右侧躺卧，当左手画圆到左膝位置后仍可继续完成画圆，反复练习几次。换边进行。

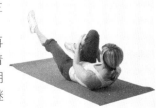

**护盆原理** | 本方可调节全身，特别是腰部、上肢肌肉、血管、神经的功能。

# 凯格尔运动法

【来源】民间偏方

**方法** | 紧闭并提拉阴道和肛门。可以在开始阶段采取仰卧的姿势，双腿弯曲双脚放平，像终止排尿那样用力收紧肌肉，直到再也使不出更大力气为止，保持片刻。然后逐渐放松。每次重复10遍，每日至少锻炼3~4次。习惯后，不一定非要躺着，站立、坐着的任何时间都可以进行，十分简便。

**护盆原理** | 本方可增强骨盆底肌肉力量，对孕期、分娩和产后恢复都有着十分重要的意义。

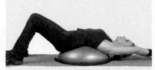

# 放松骨盆法

【来源】民间偏方

**方法** | 平躺，双腿弯曲，缓慢抬起，两腿夹紧，紧闭肛门，抬高阴道，双手抱头，向右侧转，直到不能再转为止，左右重复做。

**护盆原理** | 本方可放松骨盆的关节与肌肉，使其柔韧，孕妇待产做此运动，有利于顺产。

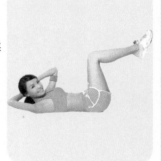

# 骨盆旋转法

【来源】民间偏方

**方法** | 侧躺，收紧臀部，两臂垂放身体两旁。全身放松，双腿弯曲，使大腿和小腿呈90度角，然后将双腿向右方转，直到不能再转为止，左右两边重复做，每日做10次。

**护盆原理** | 此法对收缩和放松阴部肌肉有妙不可言的功效，可锻炼骨盆肌肉，使骨盆保持健康状态。

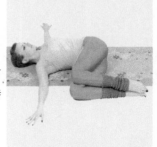

## 骨盆复位法 ●【来源】民间偏方

**方法**｜坐在地板上，膝盖弯曲，左腿在下，右腿跨过左大腿。左手握住右膝盖，然后上身向右扭到极限，然后停止20秒。注意做动作的时候脸要抬起来。接着以同样的方式向另一边重复动作。

**护盆原理**｜这个动作可以让骨盆从错误的位置收缩回来。

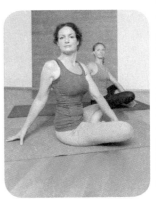

## 骨盆锻炼法 ●【来源】民间偏方

**方法**｜身体平躺在地板上，双腿屈膝，双手在身体两侧触地，双手用力撑地的同时，两腿的膝盖向中间聚集，保持精神集中20秒，重复10次即可。

**护盆原理**｜此方法可以锻炼骨盆的肌肉，使骨盆保持健康状态。

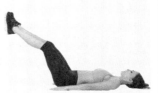

## 椅子踏步收腹操 ●【来源】民间偏方

**方法**｜双腿屈膝并拢，浅坐于椅子的1/2处，上身挺直，收紧腹部肌肉，两手向前伸直，大小腿成90度直角。左右膝盖往上交替地抬起，两脚随之离地，上身始终保持挺直，刺激腹部肌肉。

**护盆原理**｜此方法不仅能收腹，还能美化腿部的线条，锻炼骨盆。

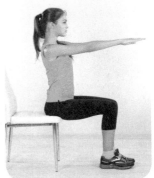

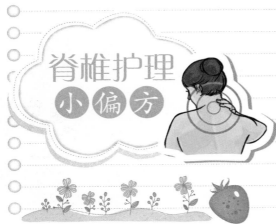

脊椎是支撑人体的重要部位，并且身体许多脏器的健康都与它息息相关。脊椎包括颈椎、胸椎、腰椎和骶椎，脊椎是人类身体的支柱，很多人平时不注重脊椎保健，从而饱受颈椎病、腰椎病等恶疾折磨。对此，我们应当掌握一些保护脊椎的方法，并运用到生活中去。

# 桂浆粥

【来源】民间偏方

材料 | 肉桂3克，粳米100克
调料 | 红糖适量

肉桂

粳米

做法 | 粳米洗净，浸泡半小时；将肉桂煎取浓汁去渣，加入粳米煮粥，待粥煮沸后，调入红糖，同煮为粥即可。

用法 | 早晚分食。

功效 | 本方适于强直性脊柱炎属寒湿阻络者食用。

# 薏苡薄荷荆芥粥

【来源】民间偏方

材料 | 薏苡仁150克，薄荷15克，荆芥15克
调料 | 葱白15克，豆豉50克

薏苡仁

薄荷

荆芥

做法 | 将薄荷、荆芥、葱白、豆豉放入锅中，加适量清水烧开，烧开后用文火煎10分钟，滤取汤汁盛于碗内，倒去药渣，将薏苡仁洗净后倒入锅内与药汁同煮，将薏苡仁煮至开裂酥烂即可食用。

用法 | 早晚分食。

功效 | 本方滋阴祛湿，适于强直性脊柱炎属肝肾阴虚兼风湿阻络者食用。

# 老桑枝煲母鸡汤

【来源】民间偏方

**材料** ｜ 老桑枝60克，母鸡1只

**调料** ｜ 盐少量

老桑枝

母鸡

**做法** ｜ 先将母鸡宰杀，去毛、去内脏，然后洗净血污，斩成粗块备用。然后将母鸡肉、老桑枝同放入砂锅内，加适量清水，用中火煲汤。汤成后用盐调味即可。

**用法** ｜ 佐餐食用。

**功效** ｜ 本方可祛风湿、利关节，适于强直性脊柱炎属风湿阻络者食用。

# 毛管运动

【来源】民间偏方

**方法** ｜ 平床仰卧，头枕硬枕，两手、两脚垂直高举，然后缓慢抖动，重复此动作，每次最少2分钟。

**护椎原理** ｜ 根据毛细血管循环原动力的道理，设计"毛管运动"，可促进全身血液循环和淋巴液的回流，预防各种疾病。提高心脏、肾脏和血管系统的机能，治疗心脏病、高血压、动脉硬化症、肾脏病等。

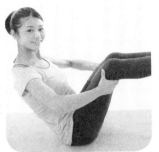

# 枕硬枕头法

【来源】民间偏方

**方法** ｜ 用木制或陶制的硬枕，枕在第三、第四颈椎的部位（脖子弯曲处），身体仰卧。刚开始有疼痛感，可垫一块毛巾，待习惯后取掉毛巾。

**护椎原理** ｜ 由于硬枕头的压迫，血管的横断面缩小，这时血液流速会成倍增加，血液的流动力增加，改善血液循环。

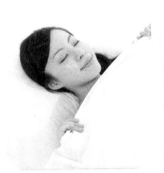

# 俯卧放松功
【来源】民间偏方

**方法** 俯卧床上，额头贴床面，两臂放于体侧，手心向上。然后两手臂从体侧开始尽量向前伸展，止于头顶前方(与躯干呈直线)，手心向下。闭上双眼，全身放松，调整呼吸使其变得自然而有节奏，将意识集中在呼吸上，心里默念"1吸"、"1呼"、"2吸"、"2呼"，保持此姿势5分钟或更长时间。

**护椎原理** 俯卧放松功可最大限度放松脊椎、肩部和腰部，使整个身心都得到放松，对腰椎间盘突出、颈项强直、驼背等有治疗作用。

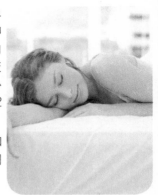

# 仰卧挺胸法
【来源】民间偏方

**方法** 取仰卧位，双手重叠托后颈部，下肢伸直，以头、臀部做支点将背部及臀部抬离床面（同时吸气），然后缓慢恢复原位（同时呼气）。动作要自然，可酌情做20~30下。初练者每10次停下休息10秒钟，呼吸顺畅后继续练习。

**护椎原理** 此法可增加腰背肌力量，进而提高脊椎稳定性，减少脊椎发病。

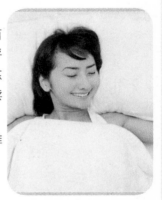

# 仰卧推肩法
【来源】民间偏方

**方法** 取仰卧位，双臂平放床上，屈曲肘关节，双手自然放于胸前。头转向右侧时，右肩用力向身体正上方推动（右肘不离床）。头转向左侧，如法推动左肩，左右各3~6下（双手有麻木感者可多做）。

**护椎原理** 有肩周炎者，可加耸肩、摇肩动作，并在锁骨上窝做痛点按压以缓解疼痛。

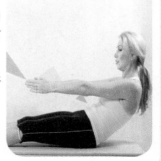

## 模仿金鱼运动法

【来源】民间偏方

**方法**｜模仿金鱼游泳的姿势，平床仰卧，身体伸直成一条直线，两脚尖弯曲呈直角，两手交叉重叠放在第四颈椎部位，像金鱼一样身体左右水平摇动。动作要迅速，每日早晚各做1次，每次1~2分钟。

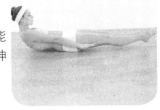

**护椎原理**｜本方可矫正脊椎的半脱臼。金鱼运动能协调交感神经与副交感神经和全身的神经机能，能预防脊椎侧弯症。

## 刁氏脊椎保健操

【来源】民间偏方

**方法**｜1.按揉颈椎棘突，两手重叠，在颈椎上部来回揉，一直往下走，三个手指头重叠，一直揉到低头的时候最大的椎骨即颈椎处为止。
2.按揉颈椎夹脊，这时把三个手指头放到颈椎的两侧，上下揉，揉到颈椎下的大椎穴为止。

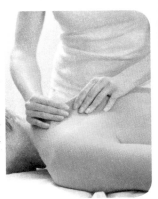

**护椎原理**｜以现代脊椎力学、神经学、中医经络学为依据，并根据颈、胸、腰椎段普遍存在的脊椎病变问题而设计。

## 耸肩操

【来源】民间偏方

**方法**｜首先头要正直，挺胸拔颈，两臂垂直于体侧，然后两肩同时向上耸起(注意，不是缩颈)。让颈肩有破胀感。两肩耸起后，停1秒钟，再将两肩用力下沉。一耸一沉为1次，16次为1组。每天早晚做3~5组。当然也可以随时随地做，但每天累计总数应力求达到100~120次。

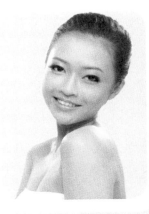

**护椎原理**｜"耸肩"就相当于是对胸部和肩部的"牵引"，能起到按摩颈椎的作用。

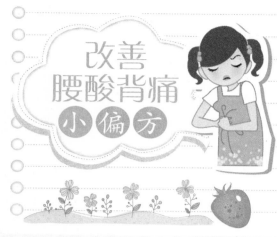

在现代社会中，女性腰酸背痛是很常见的临床症状，有些是劳累过度造成的生理性腰酸背痛，有些则是由妇科疾病引起的病理性腰酸背痛，但不管是哪种腰酸背痛都给女性身心健康带来很大影响。腰痛不算病，疼起来真要命。所以女性朋友在日常生活中要做好预防腰酸背痛的保健。

## 海带肉丝汤
【来源】民间偏方

海带　猪瘦肉　胡萝卜

| 材料 | 海带200克，猪瘦肉120克，胡萝卜100克 |
| 调料 | 葱花、姜丝、盐、味精、食用油各适量 |
| 做法 | 海带、猪瘦肉、胡萝卜洗净切细丝。锅置火上，倒入油烧至六成热，放入葱花、姜丝炒出香味，放入猪肉丝炒至变色。然后放入海带丝、胡萝卜丝翻炒。最后倒入适量清水烧开煮至汤熟，加盐、味精调味即可食用。 |
| 用法 | 佐餐食用。 |
| 功效 | 海带含丰富的钙、碘，多食能强体健身。海带与瘦肉、胡萝卜等一同烹饪食用，有活血、补虚壮力、强筋壮骨的作用。 |

## 黄豆排骨汤
【来源】民间偏方

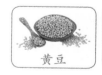 

黄豆　猪排骨

| 材料 | 黄豆100克，猪排骨500克 |
| 调料 | 盐适量 |
| 做法 | 将黄豆、猪排骨洗净入锅，加适量清水，大火煮沸后转小火续煮半小时，然后加盐调味即可。 |
| 用法 | 食排骨，饮汤。每日1次。 |
| 功效 | 本方适于手足抽筋、腰背与腿膝酸痛、关节疼痛的骨质疏松症患者食用。 |

# 木瓜银耳甜汤

【来源】民间偏方

🍲 **材料**｜木瓜1个，银耳25克，南杏20克，北杏15克，枸杞20克

🍲 **调料**｜冰糖适量

🍲 **做法**｜银耳放到清水中，充分泡发后取出控水；木瓜洗净，沥净水分后去皮、子，切成小块；南杏和北杏洗净去皮，与木瓜块和银耳一同放到炖盅内，加入适量的冰糖和开水，盖上盖，隔水用旺火蒸至木瓜熟烂后加入枸杞续炖5分钟即可。

🍶 **用法**｜早晚分食。

🎵 **功效**｜本方有抗炎和舒缓韧带压力之效，多吃可减轻肌肉抽筋和瘀肿的痛楚。

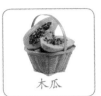
木瓜

银耳

南杏

北杏

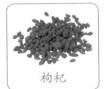
枸杞

# 香菇排骨汤

【来源】民间偏方

🍲 **材料**｜小猪肋条500克，红枣50克，香菇20朵，米酒一大杯，当归少许

🍲 **调料**｜盐适量，生姜片少许

🍲 **做法**｜香菇泡发；生姜洗净去皮，切成片；红枣洗净备用，把小猪肋条斩块余烫，与泡发香菇、红枣、生姜片、米酒、当归一起放进炖锅，加入米酒和适量水，用大火煮开后转小火炖3个小时，加盐调味即可。

🍶 **用法**｜佐餐食用。

🎵 **功效**｜本方具有补钙、活血补血的功效，可增强骨骼韧性。

小猪肋条

红枣

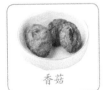
香菇

米酒

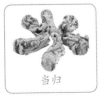
当归

# 木瓜菠萝粥

【来源】民间偏方

**材料** | 木瓜、菠萝各50克，粳米100克

 木瓜  菠萝  粳米

**做法** | 粳米洗净，木瓜去皮切块，菠萝去皮切块。将粳米、木瓜块、菠萝块一同放入锅中，加适量清水，共煮成粥。

**用法** | 每日服食1次。

**功效** | 木瓜和菠萝均含丰富的蛋白酶，即一种可分解蛋白质的酵素。这种酵素有抗炎和舒缓韧带压力的功效，多吃可减轻肌肉抽筋和瘀肿的痛楚。而且它还有修补细胞的功效，对伤口愈合也有帮助。

# 桑寄生杜仲猪骨汤

【来源】民间偏方

**材料** | 猪骨头、桑寄生各50克，杜仲15克

**调料** | 盐适量

 猪骨头  桑寄生  杜仲

**做法** | 将猪骨头剁块，洗净，滚烫后捞起；桑寄生与杜仲用清水洗净；将猪骨头块、桑寄生和杜仲放入锅中，加水以大火烧开后转小火炖至熟烂，最后加盐调味即成。

**用法** | 佐餐食用。

**功效** | 本方补肾强腰，可有效改善腰酸背痛、下肢乏力而无法久站等病症。

# 发菜豆腐汤

【来源】民间偏方

**材料** | 发菜100克，豆腐125克，虾皮5克

**调料** | 盐适量

 发菜  豆腐  虾皮

**做法** | 将发菜泡发，豆腐切成小块，虾皮洗净。将发菜、豆腐块、虾皮一同放入锅中，加适量清水，大火煮沸后，转小火再煮10分钟，最后加入盐调味即可食用。

**用法** | 佐餐食用。

**功效** | 本方能补钙，可预防骨质疏松症引发的腰酸背痛，长期食用效果更佳。

# Part
# 4

# 明眸皓齿，
# 纤纤手足
## ——眼睛、牙齿、手部、足部护理小偏方

　　在这样一个"美丽新时代"，美丽是女人的"通行证"，女人因为美丽而存在。新时代对"女性之美"的要求越来越具象：灵动明亮的眼睛，健康洁白的牙齿，白皙纤细的手足，行走之间，传递着美丽与健康的正能量。其实，不管是任何时代，健康和美丽从来都是每一位女性的追求，我们可从生活的点点滴滴中寻找美丽的源泉，通过对眼睛、牙齿、手部、足部的护理，相信您也可以拥有"明眸皓齿，纤纤手足"的美丽。

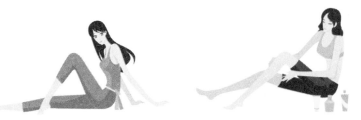

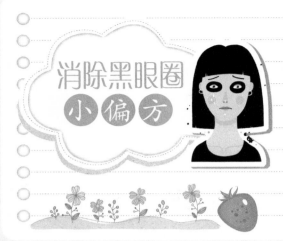

黑眼圈就是我们俗称的"熊猫眼"，这是由于经常熬夜，情绪不稳定，眼部疲劳、衰老，静脉血管血流速度过于缓慢，眼部皮肤红细胞供氧不足，静脉血管中二氧化碳及代谢废物积累过多，从而形成慢性缺氧、血液较暗并形成滞流以及造成眼部色素沉着。因此，要注意休息及护理。

## 枸杞猪肝汤

【来源】民间偏方

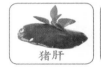

猪肝

枸杞

**材料** | 猪肝400克，枸杞适量

**调料** | 生姜2片，盐适量

**做法** | 将猪肝洗净，切片备用；枸杞洗净，与生姜片一起放入锅中，加入适量清水，大火煲半小时，转中火煲45分钟，再放入猪肝片，待猪肝片熟透，加少许盐调味即可食用。

**用法** | 早晚各1次。

**功效** | 本方补虚益精、清热祛风、益血明目，可预防肝肾亏虚所引起的黑眼圈。

## 土豆片敷眼睛

【来源】民间偏方

**材料** | 土豆适量

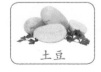

土豆

**做法** | 将土豆洗净，去皮，切成薄片。

**用法** | 敷在眼睛上，5分钟后取下，用清水洗去眼部残留液即可。

**功效** | 本方适合夜晚敷，有助于消除眼睛疲劳。土豆富含维生素A和B族维生素，具有保护眼睛的功效。土豆中的淀粉是皮肤的天然安抚剂，能保护角质层，锁住水分，使皮肤保持弹性，延缓衰老。

# 马蹄莲藕汁敷眼

● 【来源】民间偏方

🍎 **材料** ┃ 马蹄20克，莲藕30克

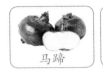
马蹄

莲藕

🍲 **做法** ┃ 将马蹄和莲藕洗净，去皮，切碎，再放进榨汁机中，榨成汁。

🧴 **用法** ┃ 用化妆棉蘸取适量汁液，摊敷在黑眼圈部位，10分钟后取下，用清水洗净即可。

🎵 **功效** ┃ 马蹄和莲藕具有很好的利水功效，可以去水肿，对调理黑眼圈也有一定的效果。

# 蜂王浆敷眼

● 【来源】民间偏方

🍎 **材料** ┃ 蜂王浆少许

蜂王浆

🍲 **做法** ┃ 将蜂王浆放入杯中，搅匀。

🧴 **用法** ┃ 在黑眼圈位置薄薄地敷上一层。1小时后用清水洗去，每天敷1次。

🎵 **功效** ┃ 蜂王浆中含有多种蛋白质、氨基酸、维生素，不仅营养滋补，且具有显著的美容功效。其所含的大量活性物质能激活酶系统，使脂褐素排出体外，降低其含量。本方能促进新陈代谢，改善黑眼圈状况。

# 热鸡蛋敷眼

● 【来源】民间偏方

🍎 **材料** ┃ 鸡蛋1个

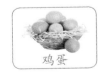
鸡蛋

🍲 **做法** ┃ 把鸡蛋放进锅中，煮熟，剥掉外壳。

🧴 **用法** ┃ 趁热在眼睛周围滚动，太烫的话可以用纱布先包着，等到温度合适就可以去掉纱布在眼睛周围滚动。10分钟后，用冷水浸湿毛巾进行冷敷约1分钟，再涂上眼霜加以保湿。

🎵 **功效** ┃ 本方可以借助热气促使眼下的血液流通，促进血液循环；同时冷热交替敷可以消除静脉瘀塞，减轻血管显现的情况。交替使用效果更佳。

# 敷酸奶法 【来源】民间偏方

**材料** │ 酸奶适量

酸奶

**做法** │ 取一干净纱布，用纱布蘸上一些酸奶，洁面后平躺下来，取蘸上酸奶的纱布敷在眼睛周围，每次10分钟，敷完后取下，用清水洗去残留液即可。

**功效** │ 酸奶富含乳酸菌、B族维生素以及多种活性成分，能增强免疫力，同时又可以美容润肺，还能缓解黑眼圈。

# 苹果片敷眼法 【来源】民间偏方

**材料** │ 苹果1个

苹果

**做法** │ 苹果洗净，去核，切成薄片。

**用法** │ 用洁面乳彻底洁面后平躺下来，将苹果片敷在双眼上，静置15分钟，敷完后取下，用清水洗净即可。

**功效** │ 苹果含大量的维生素C，能补水润肤，还可抑制酪氨酸酶，阻止黑色素的合成，用苹果贴敷眼部，能缓解黑眼圈，同时还能祛斑。

# 淘米水敷眼法 【来源】民间偏方

**材料** │ 淘米水适量

淘米水

**做法** │ 取适量淘米水，备用。

**用法** │ 将毛巾用淘米水浸透，再敷在眼睛上，10分钟后取下即可。

**功效** │ 淘米水有美白的作用，对于黑眼圈有一定的改善作用。平时用淘米水洗脸，坚持一段时间，脸会变得又白又滑。

# 牛奶冰敷法
【来源】民间偏方

🥗 **材料** ｜ 冰水适量，全脂牛奶适量

冰水　　全脂牛奶

🍲 **做法** ｜ 将冰水与冷全脂牛奶按照1：1的比例倒入碗中，混合调匀。

🧴 **用法** ｜ 洁面后，将棉花球浸在混合液中，将浸湿的棉花球敷在眼睛上，约15分钟后取下，用清水把残留液洗净即可。

🧪 **功效** ｜ 通过冰敷可以消除静脉瘀塞，减轻血管显现的情况，能在一定程度上缓解黑眼圈。此外，还可用来敷脸，有美白功效。

# 红糖热敷法
【来源】民间偏方

🥗 **材料** ｜ 红糖适量，纱布1块

 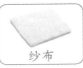
红糖　　纱布

🍲 **做法** ｜ 将适量红糖放入锅内，以小火加热至冒烟时，将红糖取出，包在纱布里。

🧴 **用法** ｜ 等温度能让眼皮适应时，依顺时针方向，慢慢热敷眼睛四周。

🧪 **功效** ｜ 本方可使热气停留在眼部周围，促进血液循环，加强眼下的血液流通，从而减少色素沉积，改善黑眼圈。

# 西红柿面粉敷脸
【来源】民间偏方

🥗 **材料** ｜ 西红柿半个，面粉10克

西红柿　　面粉

🍲 **做法** ｜ 将西红柿洗净去皮，榨汁后倒入碗中，加入面粉调匀，放入冰箱冷藏片刻即可。

🧴 **用法** ｜ 每晚洁面后，取少许均匀涂于眼部。10分钟后洗净。

🧪 **功效** ｜ 本方富含维生素C和淀粉，能净化肌肤、抗氧化，有效淡化黑眼圈，还可让皮肤更白皙。

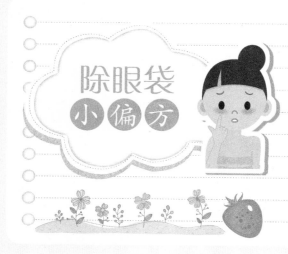

眼袋又称"睑袋"，是指下睑部组织臃肿，呈袋状垂挂。对于一些爱美人士来说，眼袋无非就是很顽固的"敌人"。要想完全避免眼袋的发生，是不现实也是不可能的。但只要稍加注意，养成好的生活习惯，保证充足的睡眠，不要熬夜，再结合一些小偏方，可以有效延缓或预防眼袋的发生。

## 红枣枸杞茶
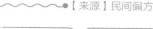 【来源】民间偏方

**材料** | 枸杞5克，红枣5克

枸杞　　红枣

**做法** | 将枸杞、红枣分别洗净，一起放入玻璃杯中，用开水冲泡，加盖闷5~10分钟即可饮用。

**用法** | 每日1次。

**功效** | 枸杞含有枸杞多糖，红枣含有丰富的维生素C，可缓解眼睛疲劳、水肿的情况，对调理眼袋有益。

## 冬瓜薏米排骨汤
【来源】民间偏方

**材料** | 冬瓜50克，薏米50克，猪排骨150克

**调料** | 盐适量

冬瓜　　薏米　　猪排骨

**做法** | 将猪排骨洗净切段，入沸水中氽去血水备用；冬瓜去皮洗净，切块；薏米洗净，入清水中浸泡备用；锅中加水适量，放入猪排骨，慢火炖2个小时，放入薏米，再炖半个小时，再放入冬瓜块炖15分钟，加入适量盐调味即可。

**用法** | 每周食用3~4次。

**功效** | 本方利水消肿，可补充营养、除去眼袋浮肿，还可促进全身的新陈代谢。

# 冰茶水敷眼法 ● 【来源】民间偏方

🍵 **材料** ｜ 茶叶适量，化妆棉几片

 茶叶
 化妆棉

🍲 **做法** ｜ 用茶叶泡茶，放凉后将一小杯茶放入冰箱中冷冻约15分钟。

🧴 **用法** ｜ 用一小块化妆棉浸在茶水中，再把它敷在眼皮上。

🎵 **功效** ｜ 茶叶中含有茶多酚，有抗氧化作用，可防止肌肤衰老；茶叶还能抗辐射，尤其适合长期用电脑的女性，可抑制皮肤色素沉着，减少过敏反应的发生，能减轻眼袋浮肿程度。

# 维生素E按摩法 ● 【来源】民间偏方

🍵 **材料** ｜ 维生素E胶囊1粒

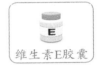 维生素E胶囊

🍲 **做法** ｜ 取1粒维生素E胶囊，用针刺一个小孔，挤出黏稠液体。

🧴 **用法** ｜ 洁面后，对眼下部进行涂敷和适当按摩。

🎵 **功效** ｜ 维生素E是最主要的抗氧化剂之一，近来还发现维生素E可抑制眼睛晶状体内的过氧化脂反应，使末梢血管扩张，改善血液循环，预防近视。维生素E能起到消除眼袋、减轻衰老的良好效果。

# 绿茶水蒸眼法 ● 【来源】民间偏方

🍵 **材料** ｜ 绿茶叶10克

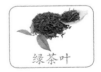 绿茶叶

🍲 **做法** ｜ 绿茶叶放入杯中，用开水冲泡。

🧴 **用法** ｜ 将泡茶碗贴近眼周围，睁大眼睛让茶的热气上蒸到眼部，用茶的热气暖和眼的四面，再移至另一只眼，如此反复数次。

🎵 **功效** ｜ 本方能缓解眼疲劳，同时能调理眼袋。另外，用绿茶洗脸能清除面部的油腻，收缩毛孔，具有消毒、灭菌、抗皮肤老化、抗辐射的功效。

## 精油按摩法 ———————— 【来源】民间偏方

🍲 **材料** | 迷迭香精油1滴，玫瑰精油1滴，冷开水适量

迷迭香精油　玫瑰精油　冷开水

🍳 **做法** | 取一干净的小盆，放入冷开水，将1滴迷迭香精油和1滴玫瑰精油滴入水中混匀。

🧴 **用法** | 将毛巾放入水中浸润吸收，然后拧干毛巾敷于眼部，静置15分钟后取下即可。

🥄 **功效** | 迷迭香精油可强效收敛、防皱、调节皮质，促进血液循环。玫瑰精油能以内养外淡化斑点，促进黑色素分解，改善皮肤干燥，恢复皮肤弹性。

## 盐水眼膜去眼袋 ———————— 【来源】民间偏方

🍲 **材料** | 盐适量，化妆棉2片

盐　化妆棉

🍳 **做法** | 取一干净小盆，放入适量热水，往热水中放入适量盐，等盐溶解后，用化妆棉剪成眼膜的形状，浸泡在盐水中。

🧴 **用法** | 取化妆棉敷在眼部，等待10~15分钟，将其取下即可。

🥄 **功效** | 盐可以排出体内的废物和多余的水分，促进肌肤的新陈代谢，对去除眼袋有一定的效果。

## 木瓜薄荷茶敷眼法 ———————— 【来源】民间偏方

🍲 **材料** | 木瓜适量，薄荷叶适量，面膜纸1张

木瓜　薄荷叶　面膜纸

🍳 **做法** | 木瓜洗净，去皮、子，切块备用；薄荷叶洗净，一起放入杯中，用热水冲泡成茶。

🧴 **用法** | 茶晾凉后，用面膜纸蘸茶水，敷在眼袋处，静置15分钟后取下即可。

🥄 **功效** | 本方具有消肿的作用，不仅能缓解眼睛疲劳，释放压力，还对治疗眼袋有良好效果。

## 土豆敷眼袋

【来源】民间偏方

土豆

🍲 材料　土豆1个

🍳 做法　将土豆去皮洗净，切两小片备用。其余可用保鲜膜包好冷藏。

🍶 用法　洁面后，将土豆片敷于眼袋处，约20分钟后取下，用无名指指腹适当按摩至吸收。再涂抹眼霜按摩至吸收，将营养成分锁住。

🍶 功效　土豆有吸水的作用，对于消除眼部水肿有良好的效果。使用眼霜时，一定要进行轻柔按摩，让眼部皮肤充分地吸收其营养，方可起到良好效果。

## 热毛巾与冷汤匙交替敷眼

【来源】民间偏方

毛巾

汤匙

🍲 材料　毛巾1块，汤匙1把

🍳 做法　洁面后，取一毛巾用热水沾湿后拧半干，敷在眼部，可加速眼部血液循环，将汤匙放在冰箱冷藏室（非冷冻室，避免温度过冷破坏眼部皮肤）里放冷，用冷汤匙进行冷敷，冷敷的位置分别是眼角、下眼睑、上眼睑和太阳穴处，冷热交替。

🍶 用法　此方法可每天使用。

🍶 功效　本方能有效缓解视疲劳，同时对眼袋有很好的调节作用，效果明显。

## 黄瓜滋润眼膜

【来源】民间偏方

黄瓜

干玫瑰花

🍲 材料　黄瓜15克，干玫瑰花5粒

🍳 做法　将干玫瑰用少许沸水泡软，备用；黄瓜洗净，切片备用；把玫瑰连水与黄瓜片一同放进搅拌机打成糊状即可。

🍶 用法　洁面后敷在眼皮及眼四周，再盖以化妆棉以防滴漏，静待15～20分钟后，用清水洗净即可。

🍶 功效　本方可有效舒缓眼部疲劳及不适，对去除眼纹和眼袋有良好效果。

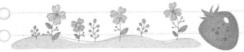

眼周出现的小细纹时常困扰广大女性。眼周容易形成细纹的主要原因有三点：一是水分不足，二是用眼过度，三是血液循环不佳。在这里，我们推荐一些小偏方，让您可以轻松赶走这些恼人的细纹。

## 银耳枸杞汤

【来源】民间偏方

银耳

枸杞

**材料**｜银耳15克，枸杞25克

**调料**｜蜂蜜适量

**做法**｜将银耳泡发，去蒂撕成小朵；枸杞洗净，与银耳一同放入砂锅，加适量清水，小火煎成浓汁，再加入蜂蜜续煮5分钟即可服用。

**用法**｜隔日1次，温开水兑服。

**功效**｜本方有滋阴补肾、益气和血、滋润肌肤的功效，对减少眼部细纹也有一定的作用。

## 黑枸杞方

【来源】民间偏方

黑枸杞

**材料**｜黑枸杞适量

**做法**｜取黑枸杞洗净，放入杯中，倒入适量热开水冲泡。或直接取适量黑枸杞咀嚼食用，效果更好。

**用法**｜代茶饮用，每天坚持。

**功效**｜与红枸杞相比，黑枸杞中的维生素、矿物质等营养成分含量更丰富，尤其含具有清除自由基、抗氧化功能的天然的花色苷素，多食可缓解衰老。

# 米饭团去细纹
● 【来源】民间偏方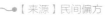

**材料** ｜ 大米30克

大米

**做法** ｜ 将大米洗净，放入锅中加水蒸成米饭，取适量柔软温热的米饭揉成团。

**用法** ｜ 洁面后放在面部及眼部轻揉，直到米饭团变得油腻污黑，然后用清水洁面即可。

**功效** ｜ 米饭富含营养，且具有一定的黏性，能把皮肤毛孔内的油脂、污物吸出，使皮肤呼吸畅通，从而减少眼周细纹。

# 蜂蜜蛋黄眼膜
● 【来源】民间偏方

**材料** ｜ 鸡蛋1个，蜂蜜、橄榄油各适量

鸡蛋

蜂蜜

橄榄油

**做法** ｜ 鸡蛋洗净，磕开取蛋黄，放入一小碗中，加入1汤匙蜂蜜，再加入2滴橄榄油，搅拌均匀。

**用法** ｜ 洁面后涂在眼部周围，约20分钟后，用清水洗净即可。

**功效** ｜ 蜂蜜、蛋黄都有滋润肌肤的作用，本方可补充肌肤的各种养分，还能保湿补水、去除眼周细纹。

# 银耳眼膜
● 【来源】民间偏方

**材料** ｜ 银耳15克

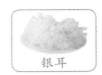
银耳

**做法** ｜ 将银耳泡发，去蒂洗净，撕成小朵，放入锅中，加适量水，熬煮成银耳汤，装入小瓶内放入冰箱冰镇片刻即可。

**用法** ｜ 每次取3～5滴，洁面后涂于眼角和眼周，并适当按摩10分钟，使其吸收，最后洗净即可。

**功效** ｜ 本方具有润白、去皱、增强皮肤弹性的作用，可有效去除眼纹。

# 丝瓜眼膜

【来源】民间偏方

**材料** | 丝瓜50克，面膜纸1张

丝瓜

面膜纸

**做法** | 将丝瓜去皮、子洗净，切成小块后放入搅拌器中搅打成泥状。

**用法** | 洁面后轻涂在眼部周围，可盖上面膜纸，静置15分钟后取下，用清水洗净面部即可。

**功效** | 丝瓜中含的维生素B₁可防止皮肤老化，维生素C能增白皮肤，保护皮肤、消除斑块，使皮肤洁白、细嫩。

# 黄瓜蛋清眼膜

【来源】民间偏方

**材料** | 黄瓜50克，鸡蛋1个，白醋2滴

黄瓜

鸡蛋

白醋

**做法** | 将黄瓜洗净，切块后放入榨汁机中榨成汁备用；鸡蛋磕开，取蛋清，放入黄瓜汁调匀，再加2滴白醋。

**用法** | 洁面后轻涂于眼周，静置10分钟后取下，洗净面部即可。

**功效** | 本方可滋润肌肤，建议每周使用1~2次，可有效去除眼周细纹、鱼尾纹，增加皮肤弹性。

# 口香糖去鱼尾纹

【来源】民间偏方

**材料** | 口香糖1块

口香糖

**做法** | 嚼口香糖。

**用法** | 每天咀嚼口香糖十几分钟。

**功效** | 从局部措施来讲，最重要的是使皮肤保持良好的血液循环，因为咀嚼能锻炼面部肌肉，改善面部的血液循环，增强面部细胞的新陈代谢功能，使鱼尾纹逐渐消退。

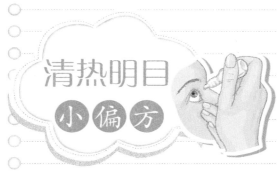

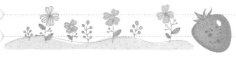

眼睛是心灵的窗户，一双明亮的眼睛能给人神采飞扬的感觉。要想保护好眼睛，除了养成良好的用眼习惯外，还应适当改善眼睛周围的血压循环，下面推荐一些小偏方，您不妨一试。

## 菠菜炒猪肝
【来源】民间偏方

🍊 **材料** ｜ 猪肝250克，菠菜200克

🍊 **调料** ｜ 葱末、姜末各10克，盐、料酒、水淀粉、食用油各适量

猪肝

菠菜

🍳 **做法** ｜ 猪肝洗净，入沸水中汆去血水，捞出切片，放入碗中，加葱末、姜末、料酒、水淀粉拌匀腌渍；菠菜择洗干净，切段备用。锅内放油烧热，放入猪肝炒至变色，放入菠菜炒匀，加盐调味即可。

🎵 **功效** ｜ 菠菜富含叶黄素，猪肝中含有丰富的维生素A，具有维持正常生长和生殖机能的作用，能保护眼睛，维持正常视力，防止眼睛干涩、疲劳。

## 猪骨煲海带
【来源】民间偏方

🍊 **材料** ｜ 猪骨500克，海带200克

🍊 **调料** ｜ 盐适量

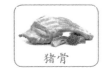
猪骨

海带

🍳 **做法** ｜ 海带洗净；猪骨剁成块，与海带一起下入锅中，加入适量清水大火熬煮，待熟后加入适量盐调味即可。

🍶 **用法** ｜ 佐餐食用。

🎵 **功效** ｜ 猪骨钙磷比例合理，易为人体吸收；海带含钙和丰富的碘，碘对人的大脑发育和眼睛发育均有良好的效果，常食对眼睛有保护作用。

# 决明鸡肝苋菜汤

【来源】民间偏方

🍋 **材料** | 苋菜250克，鸡肝2副，决明子15克

苋菜

鸡肝

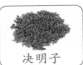
决明子

🍋 **调料** | 盐4克

🍳 **做法** | 苋菜洗净，沥干；鸡肝洗净，切片，汆去血水后捞起；决明子装入棉布袋内扎紧，放入锅中熬煮取汁。往药汁中加入苋菜，煮沸后放入鸡肝片，再煮开后加盐调味即可。

🧴 **用法** | 每周食用3～5次。

🎵 **功效** | 苋菜清热解毒，鸡肝补肝明目，决明子清肝明目，三者结合能缓解眼部疲劳，让眼睛更有神采。

# 决明子茶

【来源】民间偏方

🍋 **材料** | 决明子6克

决明子

🍳 **做法** | 将决明子用清水冲洗干净，放入杯中，加入适量开水冲泡，加盖闷5～10分钟即可饮用。

🎵 **功效** | 决明子具有清肝明目及润肠的功效，能改善眼睛肿痛、红赤多泪，防止视力减弱。本方能让眼睛更明亮，但因决明子性寒，脾胃虚寒的人不宜过多饮用。

# 甘菊奶眼膜

【来源】民间偏方

🍋 **材料** | 洋甘菊适量，鲜奶30毫升，化妆棉3片

洋甘菊

鲜奶

化妆棉

🍳 **做法** | 把洋甘菊泡进沸水里约3分钟，隔渣留水，待凉后与鲜奶混合。将3片化妆棉完全吸收混合液，然后敷在眼上。15分钟后拿掉化妆棉，以冷水冲一冲便可。

🧴 **用法** | 每周使用3～4次。

🎵 **功效** | 本方有延缓衰老和改善眼部问题的功效，可令眼睛恢复神采。

# 胡萝卜玉米小蛋饼

【来源】民间偏方

🥘 **材料** ｜ 鸡蛋2个，面粉100克，玉米粒50克，胡萝卜80克，枸杞20克，火腿1根

🧂 **调料** ｜ 小葱、食用油各适量

🍳 **做法** ｜ 玉米粒洗净；胡萝卜洗净去皮切丁；火腿切丁；小葱洗净切末；锅中放适量油，下玉米粒、火腿、胡萝卜丁翻炒至熟，盛出装入碗中，鸡蛋磕开放入碗中搅匀，加入面粉、葱花、枸杞、盐拌匀制成面糊。锅微热后，舀起一勺面糊，垂直、缓缓加入锅子里，就会自然形成圆形，小火煎至面糊凝固，翻个面，继续煎至熟透即可。

🫙 **用法** ｜ 每周食用3~5次。

🍵 **功效** ｜ 胡萝卜、玉米、鸡蛋都是富含叶黄素的食物，常食使眼睛更明亮。

鸡蛋

面粉

玉米粒

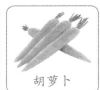
胡萝卜

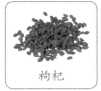
枸杞

火腿

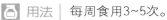

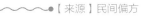

# 猕猴桃香蕉汁

【来源】民间偏方

🥘 **材料** ｜ 猕猴桃1个，香蕉1根，蓝莓20克，蜂蜜适量

🧂 **调料** ｜ 冷开水、冰块各适量

🍳 **做法** ｜ 将猕猴桃洗净、去皮，切成小块备用；将香蕉去皮，切块待用；蓝莓洗净备用，将猕猴桃块、香蕉块、蓝莓放入榨汁机中，加入冷开水、冰块搅打均匀，加蜂蜜即可。

🫙 **用法** ｜ 每天饮用1杯，宜长期食用。

🍵 **功效** ｜ 猕猴桃富含叶黄素，可以有效延缓眼睛老化；香蕉同样是护眼佳品，其富含的钾和β-胡萝卜素，能够有效缓解眼睛不适症状，改善眼睛干涩、肿痛等症状。

猕猴桃

香蕉

蓝莓

蜂蜜

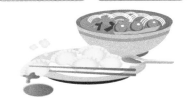

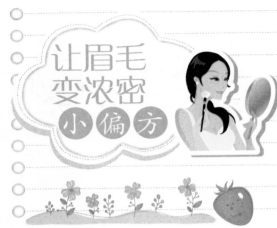

让眉毛
变浓密
小偏方

眉毛虽然不属于"五官"的范畴，但在整个脸部中，也是视觉感受的一个关键，对于爱美的女性而言，眉毛当然也是"必争之地"。眉毛不像睫毛，还可以通过涂睫毛膏来进行修饰。虽然也可通过一定的美容方法描画出浓眉，但怎么才能从根本上解决这一问题呢？可以试试以下几种小偏方。

## 茄子黑芝麻面膜
**【来源】民间偏方**

🍆 **材料** ｜ 紫色茄子1条，黑芝麻少许，橄榄油适量

茄子

黑芝麻

橄榄油

🍲 **做法** ｜ 将茄子蒸熟榨汁；黑芝麻洗净，入锅炒熟，磨成粉末；一起放入碗中，加少许橄榄油调匀即可。

🧴 **用法** ｜ 睡前洁面后涂好护肤品，先用手指在眼眉处按摩，使之变热，再用化妆棉蘸取混合好的液体涂在眉部，次日清晨洗去即可。

🎵 **功效** ｜ 本方含天然黑色素，能对眉毛进行适当地"染色"，使其变浓。

## 生姜橄榄油按摩法
**【来源】民间偏方**

🍆 **材料** ｜ 生姜少许，橄榄油适量

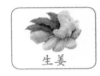
生姜

橄榄油

🍲 **做法** ｜ 将生姜洗净，切成片备用。

🧴 **用法** ｜ 按照眼保健操的第四节"轮刮眼眶"来做，在做之前，用生姜蘸取少量橄榄油擦拭眉部的皮肤，再用姜条擦拭眉毛处。来回操作大约10次，动作要慢，手腕稍用力。约半小时后用清水洗掉。

🎵 **功效** ｜ 生姜、橄榄油都具有改善血液循环的功效，生姜能刺激毛囊，改善血液循环，结合按摩的手法，能让效果更佳。

# 生姜擦眉毛

【来源】民间偏方

**材料** | 生姜适量

生姜

**做法** | 将生姜洗净去皮，削成笔头状备用。

**用法** | 洁面后，轻轻在眉毛上涂抹，并轻轻进行按摩，直至吸收。

**功效** | 生姜生发的原理是刺激毛囊处的血液循环，让毛囊焕发活力。同理，用生姜来擦拭眉毛，亦有助生眉毛之效。但需注意的是，如果有感到不舒服就要立即停止使用。

# 涂维生素E

【来源】民间偏方

**材料** | 维生素E胶囊1粒

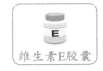
维生素E胶囊

**做法** | 每晚在睡觉之前，取1粒维生素E胶囊，用针刺一个小孔，将药液滴在碗中。

**用法** | 洁面后，轻轻涂在眉毛上，并进行适当地按摩，直至其完全吸收即可。

**功效** | 维生素E能使末梢血管扩张，改善血液循环。同时，维生素E对毛囊有天然的刺激作用，同时也能够补充毛发生长所需要的营养。

# 涂橄榄油

【来源】民间偏方

**材料** | 橄榄油适量

橄榄油

**做法** | 每晚临睡前，取适量橄榄油在手指上，洁面后轻轻涂在眉毛上，并进行适当按摩。

**功效** | 橄榄油能促进眉毛、睫毛生长，使其更浓密，但此法效果缓慢，需要长时间坚持。除了眉毛，橄榄油还可用来涂脸、涂身体，尤其是干燥的秋冬季节，涂橄榄油能使身体保持滋润。

颈部是暴露女人年龄的一个重要部位，松弛、皱纹都会从颈部开始，让您难以展现出年轻、高贵的一面。但有的人年龄不大，脖子上也会出现令人讨厌的颈纹。不如试试下面这些非常实用的生活小偏方，说不定能帮上您的忙。

## 羊肉膏

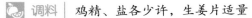

【来源】民间偏方

**材料** | 鲜羊肉500克，当归、熟地黄、白芍、黄芪各10克，糯米100克

**调料** | 鸡精、盐各少许，生姜片适量

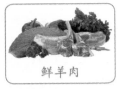
鲜羊肉

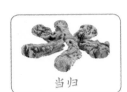
当归

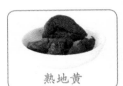
熟地黄

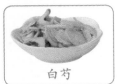
白芍

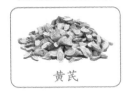
黄芪

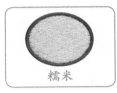
糯米

**做法** | 先将羊肉洗净，切片备用；锅置火上，加入清水烧开，将当归、熟地黄、白芍、黄芪、生姜片洗净后与羊肉片一起放入沸水锅中煮熟，取出羊肉片。将洗净的糯米放入锅中，煮沸后再放入羊肉片，加少许盐、鸡精调味即可。

**用法** | 早餐时空腹食羊肉和糯米粥。

**功效** | 本方能滋补气血，对淡化颈纹也有一定的功效。

## 木瓜桃子颈膜

【来源】民间偏方

材料 ｜ 木瓜半个，桃子半个，柠檬半个

木瓜

桃子

柠檬

做法 ｜ 将木瓜洗净，去皮、子，切块；桃子洗净，去皮、核，切块，与木瓜块一起放入搅拌器中搅拌成泥，再挤上新鲜的柠檬汁，搅拌均匀。

用法 ｜ 敷在颈部，10分钟后洗净即可。

功效 ｜ 木瓜含有丰富的木瓜酶、维生素C、钙、磷及矿物质，营养丰富，可促进人体新陈代谢、抗衰老，还有美容护肤养颜的功效。

## 牛奶草莓颈膜

【来源】民间偏方

材料 ｜ 草莓50克，鲜牛奶1瓶

草莓

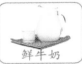
鲜牛奶

做法 ｜ 将草莓洗净后捣碎，过滤取汁，再调入鲜牛奶拌匀。

用法 ｜ 取草莓奶液涂于面部及颈部，按摩15分钟，然后用清水洗净即可。

功效 ｜ 本方能滋润、清洁皮肤，具有温和的收敛作用，同样有预防颈部皱纹的功效，可经常使用。

## 蛋清蜂蜜颈膜

【来源】民间偏方

材料 ｜ 鸡蛋1个，淀粉、蜂蜜各适量

鸡蛋

淀粉

蜂蜜

做法 ｜ 鸡蛋磕开，取蛋清部分装入碗中，放入适量淀粉、蜂蜜，调成糊状。

用法 ｜ 于沐浴后均匀涂在颈部，半小时后洗掉即可。

功效 ｜ 鸡蛋清具有润肤、增加皮肤弹性的功效；蜂蜜可润泽肌肤。二者与淀粉合用做成颈膜，能紧致颈部肌肤，对淡化颈纹有一定效果，还能滋润颈部、缓解干燥。

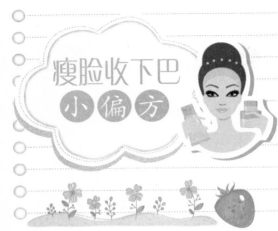

越来越多的女性开始追求"小脸"，瘦脸自然就成了一项美容必修课。在瘦脸的同时，当然也不能有"双下巴"，不然也会影响外在的美观，时间久了，还会在下巴处堆积出脂肪纹路。脂肪好减，纹路却非常难消。打造美丽总是要有所付出的，不妨试试下面这些小偏方。

## 绿豆粉果醋面膜

【来源】生活偏方

**材料** | 绿豆粉30克，苹果醋30克

绿豆粉

苹果醋

**做法** | 将绿豆粉、苹果醋倒入面膜碗中，充分搅拌，调和均匀，待用。

**用法** | 温水清洁面部后，将调制好的绿豆粉面膜均匀地涂抹在面部肌肤上，避开眼部、唇部四周的肌肤，静敷约15分钟后，清洗干净即可。

**功效** | 自制绿豆粉面膜中含有丰富的营养美肤元素，能深层洁净肌肤，清洁肌肤毛孔中的油腻与污垢，并能燃烧脂肪、促进面部肌肤血液循环，从而帮助瘦脸紧肤。

## 大笑瘦脸操

【来源】生活偏方

**做法** | 双腿并拢屈膝坐在椅子上，低下头并闭目，上身向前收缩弯腰，手肘向下弯曲，手臂收在身前，握拳放于头前，一边慢慢呼气保持姿势3秒。然后上臂保持手肘弯曲，向两侧张开平举，手掌打开，令胸廓完全外扩，肩胛骨后仰，同时抬头，张大嘴巴大口吸气，保持3秒。

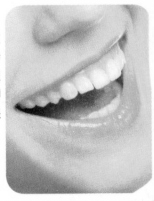

**功效** | 大笑能带动脸上肌肉运动，使其更加紧致，从而起到瘦脸功效。

## 嘴部运动
【来源】生活偏方

**做法**　将双手放在桌面上，腰部、脖子挺直，头部向前倾斜10度后，下巴微微上抬5度，嘴巴张开，呈"O"型，嘴部保持紧张感，下巴用力，肌肉绷紧，坚持5秒后慢慢用下巴的肌肉带动嘴巴合上，反复20次左右，每天做3次。连续锻炼两周就可以感觉到下巴处肌肉变紧致。

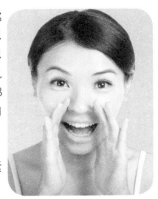

**功效**　此法能有效锻炼下巴上的肌肉，让其更紧致，从而瘦下来。

## 伸舌头瘦脸法
【来源】生活偏方

**做法**　立正站好，上下身都处于同一平面上，头向后仰，脸朝正上方。双手交叉扶住锁骨，舌头向上伸，尽量靠鼻头方向伸展，然后收回，反复10～50次即可。需注意伸舌头动作不要太过于急促和太用力，以免让自己受伤。

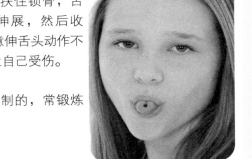

**功效**　下巴上的肌肉都是由舌骨来控制的，常锻炼舌头能瘦脸、瘦下巴。

## 温泉疗法
【来源】生活偏方

**做法**　浸泡温泉时，把下巴放在水温不高的水中，下巴微微扬起，泡7分钟后坐在岸边，将双肘放在腿上，双手握住下巴，食指放在唇下，两根拇指在下颌处，由内向外轻轻点按10次。然后保持刚才的手形慢慢滑到下颌骨，连续做10次，再浸入温泉水中泡7分钟。反复做3次后，会感觉到脂肪在燃烧。

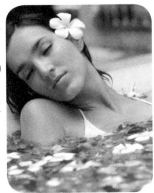

**功效**　泡温泉不光可以美容护肤，还可以减肥去脂。

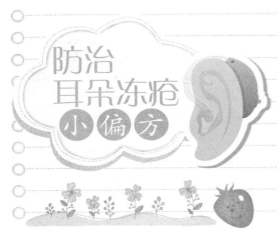

预防手部冻疮可以戴手套，那么耳朵长冻疮怎么办呢？在冬天，如果刚从室外进屋，不要立刻摘掉帽子，要让耳朵适应温暖的环境后再摘掉。进屋子后，双手不要捂耳朵，让它自己调整血液循环即可。在日常生活中，有许多小偏方，可以帮助您防治耳朵冻疮，下面为大家一一介绍。

## 芦荟治冻疮

【来源】民间偏方

**材料** | 芦荟一小段，盐适量

**做法** | 取芦荟洗净去皮，切成小块后捣烂，备用；冷水中加少量盐，洗净双耳；睡前先用手指肚慢慢搓热耳部，再用化妆棉蘸取芦荟泥擦拭耳部，然后取较多的芦荟泥放置在耳部的皮肤上，盖上大小合适的化妆棉后，用医用胶布敷在耳部即可休息，次日清晨用洗面奶洗去。

**功效** | 芦荟叶片中含有超过二百种化合物，包括多种黏多糖、脂肪酸、蒽醌类及黄酮类化合物、糖、活性酶等，具有消毒杀菌的功效，对防治冻疮有一定作用。

## 涂擦萝卜

【来源】民间偏方

**材料** | 白萝卜1根

**做法** | 将白萝卜洗净，切成大厚片，放在火上烘烤热，临睡前用其涂擦耳朵冻疮患处，至皮肤发红为止，不用洗净。

**用法** | 坚持直至治愈为止。

**功效** | 白萝卜具有下气、消食、除疾润肺、解毒生津、利尿通便的功效；用其烤热涂擦，可化滞散瘀、活血消肿，适用于冻疮皮肤红肿未溃者。

# 涂抹蛋黄油

【来源】民间偏方

**材料** | 鸡蛋1个

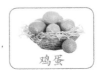

鸡蛋

**做法** | 将鸡蛋煮熟，取出蛋黄放在铁勺中，置于火上，以文火烘烤。

**用法** | 取析出的蛋黄油涂敷于患处，并用纱布包扎好，几天后，可看到溃烂处愈合结痂，待痂自然脱落即可。

**功效** | 蛋黄油具有清热润肤、消炎止痛、收敛生肌和保护疮面的作用，本方解热毒、补阴血，对治疗冻疮溃烂有很好的疗效。

# 干红辣椒贴敷法

【来源】民间偏方

**材料** | 干红辣椒适量

干红辣椒

**做法** | 用晒干的红辣椒泡在开水中，待水稍凉后，把泡在水中的红辣椒取出来贴到冻伤的地方用纱布包好(最好是在晚上临睡觉前做)，第二天早上取下来。

**用法** | 使用两次就可痊愈。如果是重症患者，可再接着用几日。

**功效** | 辣椒水能够促进皮肤血液循环，防止冻疮的发生。

# 辣椒酒

【来源】民间偏方

**材料** | 尖辣椒15克，白酒适量

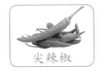

尖辣椒

白酒

**做法** | 将辣椒洗净，切细丝，放入白酒中浸泡10天，去渣过滤即成。每次取适量涂于局部红肿发痒处。

**用法** | 每日3~5次。要轻轻涂擦，防止将皮肤搓破。

**功效** | 本方具有活血散瘀的功效，可治冻疮初期局部红肿发痒，但冻疮红肿有溃烂化脓时禁用。

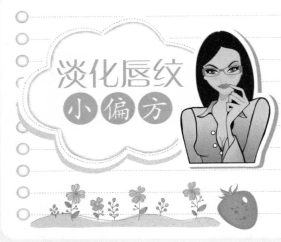

唇纹就是唇部衰老的最大征兆，除了有些人天生唇纹较深外，其他全部都是后天的坏习惯造成的。唇部的皮肤原本很脆弱，再加上一直裸露在外，所以极易受环境的侵害而变得缺乏弹性，这样会导致皮肤松弛、唇纹增多。想要去除恼人的唇纹，那就看看下面这些小妙招吧！

## 唇部按摩法除细纹

● 【来源】生活偏方

橄榄油

**材料**｜橄榄油适量

**做法**｜清洁唇部后，在嘴唇上涂一层薄薄的橄榄油。洗净手后，用大拇指和食指做按摩，大拇指从嘴角向中心轻轻画圈揉按，然后逐渐返回嘴边，5个反复为一组，每次做5组。接下来，用食指和拇指捏住下唇，大拇指不动，轻动食指按摩下唇，反复做5组，可以减少嘴唇上的横向皱纹。

**功效**｜通过使用橄榄油按摩能调节血液循环、滋润肌肤、淡化唇纹。

## 唇部韵律操

● 【来源】生活偏方

**做法**｜让嘴唇保持"a"音形状5秒钟；保持"ai"音形状5秒钟后放松；再用力保持"o"音形状5秒钟；最后保持"yi"和"wu"音形状各5秒钟，重复以上动作5分钟。

**功效**｜坚持每天做这套动作，不仅可有效锻炼脸部肌肉，还可淡化唇纹。

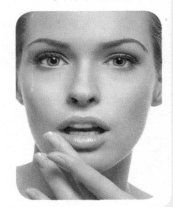

## 每周做磨砂去死皮

【来源】生活偏方

**材料** | 唇部磨砂膏、护唇膏适量

唇部磨砂膏

护唇膏

**做法** | 清洁唇部后，取适量唇部磨砂膏涂在双唇上，轻轻按摩3分钟，清洗干净后搽上一层无色护唇膏，滋润唇部即可。

**功效** | 为双唇做一次磨砂护理，可去掉老化的死皮，更新细胞，使双唇变得滋润。对淡化唇纹有所帮助，值得注意的是，用在唇上的磨砂膏应该是超微细型，以磨起来没有感觉为宜。

## 凡士林唇膜

【来源】生活偏方

**材料** | 凡士林、保鲜膜适量

凡士林

保鲜膜

**做法** | 在唇部涂上厚厚一层凡士林，撕下一片保鲜膜覆盖在唇部。再盖一条热毛巾，约5分钟后，用清水洗净。每周使用2次。

**功效** | 凡士林不亲水，涂抹在皮肤上可以保持皮肤湿润，用做唇膜可让皮肤组织保持最佳状态，加速皮肤自身的修复能力，其所含的油脂成分还可以让双唇有水亮亮的感觉。

## 涂蜂蜜润唇

【来源】生活偏方

**材料** | 蜂蜜适量

蜂蜜

**做法** | 临睡前清洁唇部后，取适量蜂蜜薄薄地涂在双唇上，平躺20分钟，静待吸收后即可休息。亦可做轻轻的按摩，使其更快吸收。

**功效** | 往双唇上涂抹蜂蜜，可以达到很强的保湿嫩肤效果，对淡化唇纹有一定帮助。平时嘴唇干燥、开裂时亦可使用蜂蜜涂抹。

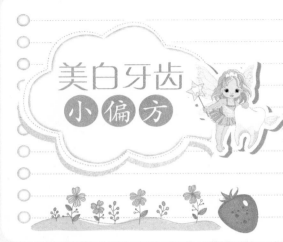

都说笑容是最美丽的化妆品，笑一笑，十年少。但如果张嘴就一口黄牙，那笑起来就不见得那么美了。有许多原因会使我们的牙齿变黄、变黑，例如饮食、卫生习惯以及牙齿的自然老化等。每个人都想拥有一口整齐洁白的牙齿，因此，平时要做到注意口腔卫生、少食含色素的食物，细心护理您的牙齿。

## 柠檬汁洁牙
【来源】民间偏方

🍊 **材料** | 柠檬1个，纱布适量

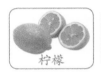
柠檬

纱布

🍳 **做法** | 柠檬洗净，切开去子，放入榨汁机中榨成汁，倒入小碗中备用；每晚刷牙后，用纱布沾些柠檬汁，摩擦牙齿，牙齿就会变得洁白光亮。

🍳 **用法** | 每周1~2次，坚持使用。

🎵 **功效** | 柠檬的洗净力强，又有洁白作用，且含有维生素C，能强固齿根，可以使牙齿变白。

## 陈醋美白牙齿
【来源】民间偏方

🍊 **材料** | 陈醋适量

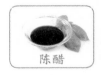
陈醋

🍳 **做法** | 漱口后把醋含在嘴里1～3分钟，然后吐掉，刷牙，能起到很好的美白效果。但牙齿会觉得非常酸、麻（感觉会持续2分钟左右），因此不能经常做，大约2个月做一次。

🎵 **功效** | 醋含有醋酸和多种酸性物质，能溶解牙齿表面的污垢，利用这一原理，用醋来清洁牙齿，能使牙齿变白。

# 食盐美白法

【来源】民间偏方

**材料** | 盐适量

盐

**做法** | 每次刷牙时，在牙刷上撒适量盐，再挤上牙膏，然后按正常方法刷牙，操作简单，若能坚持使用可美白牙齿。

**用法** | 每天坚持使用。

**功效** | 盐能杀死口腔内残留的细菌，有助于口腔的洁净，从而美白牙齿。

# 嚼生花生美白法

【来源】民间偏方

**材料** | 生花生适量

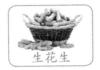

生花生

**做法** | 把生花生嚼碎，不要吞下去，拿花生屑当牙膏刷牙，可以让牙齿变白。

**功效** | 因为花生中含有大量的微量元素。维生素K有止血作用，花生内皮含有抗纤溶酶，可防治各种外伤出血；维生素E混合牙膏刷牙，促进牙龈和牙周组织的血液循环，补充牙龈营养的同时也保护了牙周健康。此法对于牙齿色素沉积不严重的人有效。

# 橘皮美白法

【来源】民间偏方

**材料** | 橘皮适量

橘皮

**做法** | 将橘子皮晒干，然后捣成粉末状装在瓶子中。每次刷牙时在牙刷上挤完牙膏后，蘸少许橘子皮粉刷牙即可达到美白效果。

**功效** | 橘子皮含有一些酸性物质，对牙齿也有一定的清洁作用，而且还可以让口腔内充满橘子的清香。由于橘皮还有很强的防腐灭菌的作用，长期使用能有效固齿。

# 小苏打洁齿

【来源】民间偏方

**材料**｜小苏打适量

小苏打

**做法**｜每次刷牙时，用牙刷沾一些小苏打（食用碱），按正常刷牙的方法刷牙，可令牙齿保持明亮光洁。

**用法**｜每周1~2次，每次3分钟。

**功效**｜小苏打具有较强的清洁功能，能杀菌去渍，可以去除牙齿表面的色素沉积物，从而美白牙齿。

# 草莓糊

【来源】民间偏方

**材料**｜草莓1颗，发酵粉半茶匙

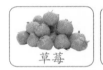

草莓

发酵粉

**做法**｜将草莓捣成糊状，与发酵粉充分混合，再将混合物均匀涂在牙齿表面，5分钟后将混合物刷掉，然后漱口。

**用法**｜这种方法不能使用太频繁，过多使用会损伤牙齿，每周一次比较适宜。

**功效**｜草莓与发酵粉混合时，它就成为了一种天然的牙齿清洁剂，可以去除咖啡、茶水、红酒和可乐在牙齿表面留下的污渍。

# 芹菜方

【来源】民间偏方

**材料**｜芹菜适量

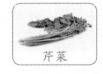

芹菜

**做法**｜在日常饮食中，可适量增加芹菜的摄入量，最好不要切得太碎，切成段即可，通过咀嚼芹菜可使牙齿变白。

**功效**｜芹菜属于粗纤维食物，而粗纤维可以清扫牙齿上的食物残渣，并且多嚼一嚼芹菜可以分泌出唾液，唾液能够起到平衡口腔酸碱度的作用，从而达到美白抑菌的目的。

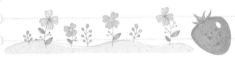

口臭是指从口腔或鼻、鼻窦、咽部中所散发出的臭气，它严重影响人们的社会交往和心理健康。不论是出于礼貌还是出于自身健康考虑，都应当及时治疗口臭。下面为您介绍几个除口臭的小偏方，让您的口气更清新。

## 薄荷粥

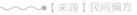【来源】民间偏方

**材料**｜薄荷叶适量，粳米50克

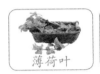

薄荷叶　　粳米

**做法**｜取薄荷叶洗净，放入锅中，加适量水，以大火煮沸后转小火煎煮，取汁待用。将粳米淘净，加适量水，以大火煮熟后倒入薄荷汁，煮至粥成即可食用。

**功效**｜本方具有"通关节，利咽喉，令人口气清香"的功效，还可止痰发汗、消食下气、去黄厚腻之舌苔，能很好地缓解肠胃积食引起的口臭。

## 老丝瓜汤

【来源】民间偏方

**材料**｜老丝瓜1条

**调料**｜盐少许

老丝瓜

**做法**｜将老丝瓜洗净，连皮切段，放入锅中，加入适量清水，以大火煮沸后转小火煎煮半小时，放入少许盐再煮半小时即成。

**用法**｜每天喝2次。

**功效**｜《陆川本草》中对于丝瓜是这样记载的："生津止渴，解暑除烦"。老丝瓜汤适合胃热上火引起的口臭，能清热降火，消除口腔异味。

# 菊花茶

【来源】民间偏方

菊花

　材料 │ 菊花15克

　做法 │ 将菊花用清水稍微清洗一下，放入锅中，加入适量清水，大火煮沸后转小火煎煮5分钟，煮成菊花茶即可饮用。

　用法 │ 每日1次，连喝1周。

　功效 │ 菊花具有平肝明目、散风清热、消咳止痛、调节肝脏和脾胃的功效，可除肝、胃疾病引起的口臭。

# 莲藕绿豆汤

【来源】民间偏方

　材料 │ 莲藕50克，绿豆30克

莲藕

绿豆

　做法 │ 将莲藕洗净，切块备用；绿豆洗净，放入锅中，加适量水，与切好的藕节一起炖煮，熟后喝汤吃藕、绿豆。

　用法 │ 每日1次，连用1周。

　功效 │ 绿豆具有消肿通气、清热解毒的功效；藕节可清热生津、凉血止血。绿豆与藕节合用，能起到很好的清热解毒作用，可改善口臭症状。

# 柠檬除口臭

【来源】民间偏方

　材料 │ 柠檬1个

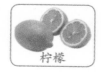
柠檬

　做法 │ 将柠檬洗净，去皮后放入榨汁机中榨取柠檬汁饮用，削下来的柠檬皮可以细嚼后咽汁。

　用法 │ 每日1个，连用1周。

　功效 │ 柠檬具有芳香化浊、杀菌的功效，还可以使口气清新，改善口腔环境。

## 芦根汤 ●【来源】民间偏方

鲜芦根　　防风

**材料** | 鲜芦根40克，防风10克
**调料** | 冰糖适量

**做法** | 将鲜芦根洗净，防风用清水略微冲洗去杂质，两者一同放入锅中，加入适量清水，以大火煮沸后转小火煎煮，最后放入适量冰糖，煎汤饮服。
**用法** | 每日3次，连服数日。
**功效** | 芦根具有清热下火的功效，防风可祛风解表、胜湿止痛、解痉、止痒。二者合煎成汤饮用，对口臭症状有改善作用。

## 茶叶去除口臭 ●【来源】民间偏方

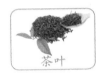

茶叶

**材料** | 茶叶适量

**做法** | 慢慢咀嚼若干片茶叶，可暂时消除口臭。
**用法** | 坚持每天喝1杯新茶泡的茶水，半月左右可根除。
**功效** | 茶叶含有儿茶素，具有良好的去除口臭的功效。此外，儿茶素含量甚微的红茶也因含有茶黄质而具有相当棒的除口臭效果。

## 橄榄明矾水除口臭法 ●【来源】民间偏方

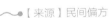
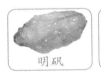

明矾　　橄榄

**材料** | 明矾10克，橄榄10个

**做法** | 取明矾溶于100毫升的水中，橄榄洗净后捣碎，放入明矾水中，浸泡半小时后，用来漱口。
**用法** | 每天3~4次，每次15分钟左右，连用2~3天即可去除口臭。
**功效** | 橄榄能清热、利咽、生津、解毒，明矾也具有抗菌作用。二者结合使用能改善口腔环境，对口臭症状有改善作用。

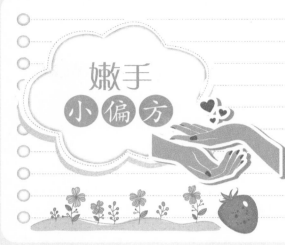

都说手是女人的第二张脸，如果双手干燥粗糙，给人的感受自然是不好的，而一双柔嫩白皙的手也是女性对美丽的另一种追求。其实，软化角质、去除角质是白嫩双手的一个很好的方法。下面推荐一些生活小偏方，大家不妨一试。

## 涂抹牛奶
【来源】生活偏方

**材料**｜牛奶适量，毛巾1条

牛奶

毛巾

**做法**｜毛巾用开水浸热，将牛奶均匀涂到整个手掌直至小臂的位置，用热毛巾包裹住，保持15分钟后再用清水冲净双手，你会惊奇地发现双手无比嫩滑。

**功效**｜牛奶当中含有丰富的乳脂肪、维生素与矿物质，具天然保湿效果，而且容易被皮肤所吸收，能防止肌肤干燥，并可修补干纹。

## 醋水泡手
【来源】生活偏方

**材料**｜醋适量

醋

**做法**｜取一小脸盆，注入适量温水，在温水中滴入少许醋洗手，并按摩双手，尤其是干燥、角质较厚处，最后用清水冲净。

**功效**｜醋可以去除手部的角质，并保持皮肤幼滑细嫩。另外，双手接触洗洁精、皂液等碱性物质后，用醋水涂抹在手部，可去除残留在肌肤表面的碱性物质，从而避免对双手的伤害。

# 蛋清牛奶手膜
【来源】生活偏方

**材料** | 鸡蛋1个，牛奶适量

鸡蛋

牛奶

**做法** | 鸡蛋磕开，取出蛋清放入碗中，加入等量的牛奶搅拌均匀，涂满整个手掌及手腕，交叉按摩15分钟后用清水冲净双手，每周做一次。不仅可以使手部的干纹都消失不见，同时具有美白的作用。

**功效** | 牛奶可以给肌肤补给充分的营养，具有嫩肤的效果。鸡蛋清含有丰富的黏蛋白，质地黏着，可使皮肤绷紧、消除皱纹、保持肌肤的弹性，同时鸡蛋清还可以膨胀润泽皮肤角质层，起到嫩肤的作用。

# 红糖蜂蜜手膜
【来源】生活偏方

**材料** | 红糖适量，蜂蜜适量

红糖

蜂蜜

**做法** | 取一小脸盆，倒入适量的热水，待稍凉后，用以泡手3分钟，然后将红糖、蜂蜜混匀，涂在双手上，两手互相搓揉，至红糖粒化开为止，洗净双手，涂上护手霜即可。

**功效** | 红糖为颗粒状，蜂蜜具有润肤保湿功效，合用为纯天然的磨砂膏，可以除去手部死皮，起到嫩手的效果。

# 淘米水嫩手法
【来源】生活偏方

**材料** | 淘米水

淘米水

**做法** | 煮饭时将淘米水贮存好，临睡前用淘米水浸泡双手10分钟左右，再用温水洗净、擦干，涂上护手霜即可。

**用法** | 每晚1次。

**功效** | 淘米水含有丰富的谷类物质，是肌肤所需的营养成分，用淘米水洗脸可以美白养颜，用淘米水洗手，也可收到意想不到的嫩肤效果。

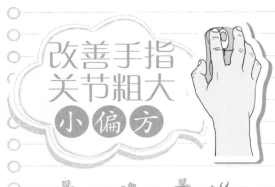

# 改善手指关节粗大 小偏方

生活中我们会看到一些比较活泼的女性像男孩子一样爱掰手指，经常把手指掰得"咔咔"作响。其实，经常掰手指很容易造成手指关节粗大，这是美丽的一大忌讳。如果关节粗大的症状不是太明显，我们可以通过按摩来进行改善。

## 按摩法

【来源】民间偏方

**做法** | 用大拇指和食指逐个按摩另一只手的每个手指头，最关键的是按摩手指的两侧，从根部到指尖，一个一个地按摩。

**功效** | 这个按摩方法可以促进血液循环，使得关节粗大的问题得到解决，手指慢慢地就会粗细均匀了。

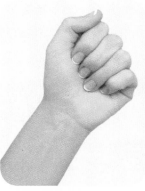

## 手指提拉法

【来源】民间偏方

**材料** | 护手霜适量

**做法** | 将双手放在50℃左右的热水中烫一烫，活络一下，然后擦干双手，涂抹适量的护手霜，开始按摩。用左手大拇指和食指上下握住右手的手指，从根部朝指尖方向拉，至指甲末梢再放开。每个手指重复5～6次。

**功效** | 促进血液循环，能帮助脂肪达到容易分解的状态，改善手指肉多、关节粗大等症状。

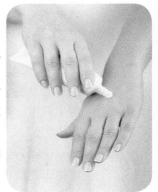

# 按摩手指法
【来源】民间偏方

**做法**｜将双手十指交叉相握，然后突然猛力拉开，给指部肌肉以必要的刺激，做10次。用右手的拇指，在左手的手掌中，沿着左手中指指根向手腕处垂直按摩，刺激正中点，有空就做，做若干次。用右手拇指和食指，以最大可能的角度将左手的一个手指牵拉开，并同时从指根关节向指尖做按摩动作，然后再回到指根关节，每个手指按摩3次，逐个按摩。

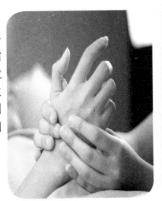

**功效**｜此法能促进血液循环、改善手指关节粗大的症状。

# 按揉手指关节法
【来源】民间偏方

**材料**｜护手霜适量

**做法**｜将双手放在50℃左右的热水中烫一烫，活络一下，擦干双手，涂抹适量的护手霜。用右手的拇指从左手的手背开始，一边轻轻画螺旋状一边移向手指，逐个按摩左手的每一个手指，特别是在关节处，画螺旋状按摩直到指尖，再按摩指缝，上下按摩10次以上。双手交替进行。

**功效**｜此法可增加手指关节处的血液循环，改善关节粗大。

# 浴盐按摩法
【来源】民间偏方

**材料**｜浴盐适量

**做法**｜盛一盆热水，放入一汤匙浴盐，将双手放入热水中，一边浸泡一边按摩5个手指的手指关节10分钟，然后将双手放入冷水中，让扩张的毛孔收缩。

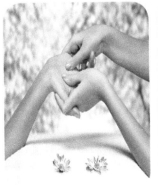

**功效**｜浴盐有收敛作用，结合按摩法，能加强手指关节处的血液循环，改善手指关节粗大。

进入秋季以后，气候变得越来越干燥，很多人容易出现手掌脱皮的现象。脱皮会让手掌变得"斑驳"，皮肤也变得很难看，严重时候还会出现裂口。这让很多爱美的女性朋友感到很苦恼，究其根源，手掌脱皮往往是季节性的，甚至与真菌感染有关。

## 米醋搓洗双手
【来源】民间偏方

材料 | 米醋适量

米醋

做法 | 每次洗完手后，蘸取少许米醋，在手上反复揉搓，揉搓后不用再洗手，照此方法一天揉搓手部3～4次，洗手后带上一双橡胶手套，不但可避免污染接触的东西，而且效果更好。晚上睡前用醋搓手后，也可以戴上手套睡觉。

功效 | 米醋具有消毒杀菌的功效，能在一定程度上改善手部脱皮的状态。

## 盐水搓手
【来源】民间偏方

材料 | 盐少许

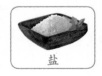

盐

做法 | 往手中放少许水，再放入适量盐，揉搓两手，然后让浓盐水在两手上停留几分钟，最好让手掌皮肤有点起皱。

用法 | 每天做1~2次，坚持一段时间，手掌就不会脱皮了。

功效 | 盐具有清热解毒、凉血润燥、滋肾通便、杀虫消炎、催吐止泻的功能，用于手部按摩中能改善手部脱皮的状态。

## 姜矾水

【来源】民间偏方

材料 | 生姜25克，白矾10克

生姜

白矾

做法 | 生姜洗净去皮切片，放入锅中，加入白矾用水煮开，待温度降低后每天浸泡双手5分钟左右。

用法 | 连续使用3天后停2天，反复浸泡2~3次即愈。

功效 | 生姜有抗菌的功效，能改善手部脱皮的状态。此外，生姜还能温中驱寒，浸泡双手能促进血液循环，缓解双手冰冷症状。

## 维生素C涂抹

【来源】民间偏方

材料 | 维生素C2片

维生素C

做法 | 将双手清洗后擦干，取维生素C片加开水溶化后倒入手掌内，均匀擦涂于手掌脱皮处，待手干发白后洗掉。每日2次。

用法 | 轻者1日见效，重者需3日见效，数日可愈。

功效 | 维生素C有保护动脉内皮、促进创伤愈合作用，并有抗炎、抗病毒、抗过敏作用，可抑制微生物繁殖。

## 仙人掌涂抹

【来源】民间偏方

材料 | 新鲜的仙人掌适量

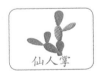
仙人掌

做法 | 将新鲜的仙人掌洗净，捣烂后取汁液，用卫生棉球蘸适量汁液涂抹患处，可轻轻地进行按摩，使手掌干燥处充分吸收。

用法 | 每天1~2次，1周为一个疗程。

功效 | 仙人掌具有清热解毒、舒筋活络、散瘀消肿等功效。另外，仙人掌富含黏液质，能抑制细菌，可用于手掌脱皮。

脚是"立足"的根本，承担了我们身体大部分的重量，很多时候，我们却总是疏于照顾它，脚上的皮肤也变得越来越粗糙，此时，我们应更好地护理双足。那怎么才能去角质、去死皮呢？下面这些偏方可以试一试。

## 白糖橄榄油敷脚

【来源】民间偏方

**材料** ｜ 白糖5克，橄榄油5毫升

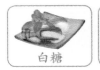
白糖

橄榄油

**做法** ｜ 将双脚放在足盆里，放入温度适宜的热水后，浸泡半小时。取一小碗，将白糖和橄榄油放进碗中，混合均匀，然后将混合物涂抹在脚上，按摩5分钟后洗干净即可。

**功效** ｜ 橄榄油可滋润去角质后的肌肤，使脚部变得细嫩。此外，这个方法还能抗菌美白，让脚部肌肤更细腻。

## 白醋水去死皮

【来源】民间偏方

**材料** ｜ 白醋、凡士林各适量

白醋

凡士林

**做法** ｜ 用温热的水将双脚洗干净，在浴足盆中放入适量温水和白醋，将白醋和水按照1:3的比例搅拌均匀。双脚泡在水里约半小时。如果双脚死皮很厚可以泡1小时。泡完后将凡士林涂抹在双脚上，穿上干净的袜子保持12小时。

**功效** ｜ 白醋能软化角质，用白醋水泡脚能为双脚去死皮。

# 精油去死皮
【来源】民间偏方

🍯 **材料** | 沐浴露适量，食盐适量，柠檬精油2滴

食盐

柠檬精油

沐浴露

🍲 **做法** | 将食盐放入沐浴露中，滴入1滴柠檬精油搅拌均匀。将双脚洗干净，然后将调配好的混合物涂抹在脚上，按摩足部，2～3分钟后即可去除脚部角质死皮。

🦢 **功效** | 盐能起到去死皮的作用，结合柠檬精油能让效果更明显。此外，盐还能杀菌、祛除脚臭。

# 葡萄醋盐去死皮
【来源】民间偏方

🍯 **材料** | 香醋500毫升，葡萄100克，盐少许

香醋

葡萄

盐

🍲 **做法** | 将葡萄用清水洗净，去皮、子，将果肉放入榨汁机中榨成汁，倒入香醋，放置在阴凉处3天制成葡萄醋。

📦 **用法** | 在浴足盆中放入适量50℃热水，倒入100毫升葡萄醋，放入双脚泡5分钟。用手指捏一小撮食盐放在手心，加一点点水化开，揉搓脚部，脚后跟处可用磨脚石来搓去较厚的死皮。

🦢 **功效** | 盐和香醋都能去死皮，葡萄起到一定的滋润和辅助作用。

# 磨砂膏去死皮
【来源】民间偏方

🍯 **材料** | 磨砂膏适量

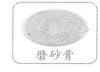
磨砂膏

🍲 **做法** | 在浴足盆中放入适量50℃热水，放入双脚浸泡15分钟，擦干双脚，取适量磨砂膏，在脚上搓揉、按摩10分钟，然后洗净双脚，涂抹一些具有滋润功能的润肤霜即可。

🦢 **功效** | 磨砂膏是专门用来去角质的，可以帮助我们去除脚后跟及脚底的老废角质及硬皮。

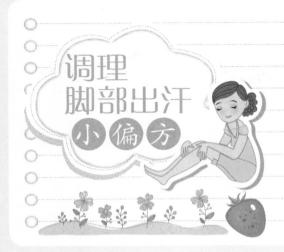

调理
脚部出汗
小偏方

炎炎夏日，不仅身上爱出汗，就连脚部也常常大汗淋淋，而且脚部出汗容易让女性在穿高跟鞋的时候出现打滑情况，甚至还会受伤。怎么改善脚部出汗，避免出现危险呢？这里我们推荐了几个小偏方，让您不再为脚出汗的问题而困扰。

## 鲫鱼山药羹
【来源】民间偏方

材料 | 鲫鱼1条，山药100克，枸杞15颗

调料 | 葱段、姜片少许，料酒、食盐各适量

鲫鱼

山药

枸杞

做法 | 将鲫鱼洗净，去鳞、鳃、内脏，并用清水洗净；山药洗净，去皮，切成方块备用。把收拾干净的鲫鱼放入锅中，并加入枸杞、少许葱段、姜片、料酒、盐、适量清水，大火煮开后，直接倒入切好的山药块，再炖10分钟即可。

功效 | 本方具有和中补虚、除湿利水、补虚羸、温胃进食、补中生气之功效，有助于女性身体恢复、补肾，适于肾虚引起的脚部出汗患者食用。

## 黑豆桂圆大枣汤
【来源】民间偏方

材料 | 黑豆30克，桂圆10克，红枣30克

黑豆

桂圆

红枣

做法 | 将材料洗净放入砂锅内，加适量水，文火熬煮1小时即可。每周食用3~4次。

用法 | 每日2次分食完，连吃15日为一个疗程。

功效 | 本方具有补益心脾、养血宁神、健脾止泻、利尿消肿的功效，主治表虚不固或营卫失调型汗证。

# 艾叶盐水浴
【来源】民间偏方

**材料** | 艾叶20克，苦参5克，粗盐10克

艾叶　　　　苦参　　　　粗盐

**做法** | 将艾叶洗净，撕成碎片；苦参洗净，切成小片后和艾叶一起倒进锅内，沸腾后续熬10分钟，关火前加入粗盐。兑入少量凉水，将水温降至50℃左右再开始泡脚，泡20分钟左右。取少量粗盐，加少许水，待盐逐渐溶化后涂于脚部，慢慢按摩脚底的皮肤。最后用水洗净即可。

**功效** | 艾叶具有抗菌、抗过敏的作用，同时也能暖血温经；苦参能清热润燥，去湿热；粗盐能杀菌敛汗，结合使用能调理脚部出汗的问题。

# 明矾盐水浴
【来源】民间偏方

**材料** | 明矾10克，粗盐10克，甘油适量

明矾　　　　粗盐　　　　甘油

**做法** | 将明矾放进烧好的洗脚水中，再放入等量的粗盐搅拌均匀即可。兑入少量凉水，将水温降至50℃左右，或是等待水凉至此温度再开始泡脚，泡10分钟。换水将脚洗净，擦干。然后在双脚上涂一层甘油即可。

**功效** | 明矾可以解决脚部出汗的问题，但由于明矾对皮肤伤害较大，不适合经常使用，也不适合皮肤较为干燥的女性。

# 白矾水泡脚
【来源】民间偏方

**材料** | 白矾20克

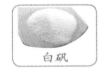

白矾

**做法** | 取一干净的脚盆，放入白矾，再注入适量的温水，混合溶解后浸泡双脚10分钟，将脚拿起来，让其自然晾干即可。

**用法** | 每晚1次，连续5日。

**功效** | 白矾具有抗菌敛汗、解毒杀虫、燥湿止痒的功效，本方能在一定程度上缓解足部多汗的症状。

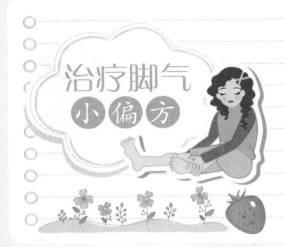

脚气在医学上称为"足癣"，是皮肤癣菌引起的传染性很强的顽固病，常发于趾间和足底，主要症状为红斑、水疱、脱屑等，常伴有剧烈的瘙痒。脚气既影响日常生活，又有损个人形象，而且容易传染到身体其他部位，还会传染给家人，严重时可导致继发性感染。

# 白糖治脚气

【来源】民间偏方

白糖

**材料**｜白糖适量

**做法**｜将双脚用温水浸泡后洗净，取少许白糖抹在患脚气部位用手反复揉搓，揉搓后洗净。

**用法**｜每隔2~3天1次，一般3次后轻微脚气患者可痊愈。

**功效**｜白糖有滋阴、调味、除口臭、解毒之功效，用白糖揉搓患处，对趾间脚气疗效显著。

# 韭菜治脚气

【来源】民间偏方

鲜韭菜

**材料**｜鲜韭菜250克

**做法**｜将鲜韭菜洗净，切成碎末，放在盆内，冲入开水。等冷却到能下脚时，泡脚半小时，可同时用脚揉搓。

**用法**｜1个星期后再洗1次，效果很好。

**功效**｜韭菜中含有丰富的B族维生素，有些脚气是由于人体内流失B族维生素较多造成的，因此，用韭菜治疗脚气有一定科学性。

# 黄精食醋治脚气

【来源】民间偏方

材料｜黄精250克，食醋2000毫升

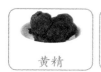

做法｜将黄精和食醋都倒在瓷盆内，泡三天三夜（不加热、不加水）。

用法｜把患脚放进盆里浸泡。第一次泡3小时，第二次泡2小时，第三次泡1小时。泡3个晚上即可。

功效｜黄精和醋都具有抗菌消炎的作用，本方对脚气发作发痒有一定的调理作用。

# 黄豆水治脚气

【来源】民间偏方

材料｜黄豆150克

做法｜将黄豆洗净，放入锅中，加入2000毫升水，用小火约煮20分钟，待水稍冷却后用来泡脚，每次浸泡20分钟左右，每天1次。

用法｜一般连洗3～4天即可见效。

功效｜黄豆营养丰富，其中对治疗脚气起作用的是大量的脂肪酸。本方治脚气病效果极佳，不但脚不脱皮，而且还滋润皮肤。

# 冬瓜皮汤治脚气

【来源】民间偏方

材料｜冬瓜皮90克

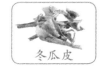

做法｜将冬瓜皮洗净，放入锅中，加入适量清水煎煮，待沸腾后转小火续煮20分钟，取浓汤饮服。

用法｜每天1剂，分2～3次服用。

功效｜冬瓜皮有消暑、健脾、利湿的功效，用冬瓜皮煎汤洗脚既治脚气，又治脚臭，一举两得。

# 花椒盐水治脚气

【来源】民间偏方

**材料** ｜ 花椒10克，盐20克

花椒

盐

**做法** ｜ 将花椒洗净，放入锅中，注入适量清水，加入适量盐，稍煮，待温度不致烫脚了，即可泡洗。

**用法** ｜ 每晚泡洗20分钟，连续泡洗一周即可痊愈。用过的花椒盐水，第二天经加温，可连续使用。

**功效** ｜ 花椒和盐都能杀菌消炎，但溃疡感染者慎用。

# 碱面水治脚气

【来源】民间偏方

**材料** ｜ 碱面适量

碱面

**做法** ｜ 晚上临睡觉前，取一脚盆，放入适量的温水，取碱面一汤匙，下入温水中，待其溶化后，将脚浸入碱水中泡洗10分钟左右。

**用法** ｜ 轻者2~3次，重者4~5次即好。

**功效** ｜ 碱面具有杀菌的效果，可杀除细菌，适用于因脚气引起的出汗、瘙痒、脓疱等症状。

# 生姜水治脚气

【来源】民间偏方

**材料** ｜ 生姜5片

生姜

**做法** ｜ 将生姜洗净去皮切成片。将生姜片放入洗脚盆内，冲入适量沸水，待稍微冷却后即可泡脚。

**用法** ｜ 早晚各1次。

**功效** ｜ 本方有祛寒、去脚气的功效，适于脚气病、水肿、颈淋巴结核、单纯性甲状腺肿等症的患者使用。

# Part

# 5

# 盈盈青丝，
# 水润柔滑
## ——头发护理小偏方

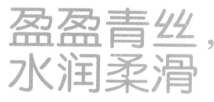

　　柔亮的头发会给人明朗、健康的感觉，人们更注重头发的质量，护发也就随着现行社会所发展的时尚潮流而备受关注，许多女性总是花费大量人力财力来进行头发护理工作。烫染头发会对头发造成一定的伤害，要想头发好，还是要靠平时的保养。该部分为读者挑选了日常生活中效果较好的护发小偏方，如食疗偏方、发膜偏方、洗发偏方等，让您早日告别头发问题。

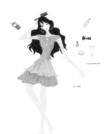

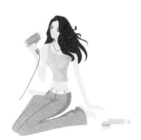

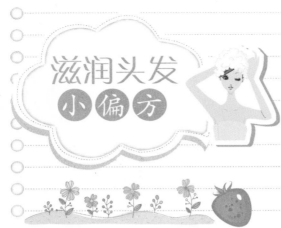

滋润头发
小偏方

头发是女人的宝贝，有健康靓丽的秀发不仅能为您增添光彩，更是一种健康的表现。大部分人认为头发浓密、乌黑、有光泽，是营养状况良好的表现。反之，头发稀疏、枯黄、无光泽，且大量脱落、折断，则是营养欠佳的表现。要想拥有一头亮发，自然离不开均衡的饮食结构和日常的护理。

## 何首乌炒猪肝片

【来源】民间偏方

🍋 **材料** ｜ 何首乌60克，黑芝麻、枸杞各15克，猪肝、韭菜花、黄瓜各200克

🍊 **调料** ｜ 盐、味精各适量，花生油20克

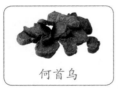
何首乌

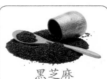
黑芝麻

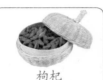
枸杞

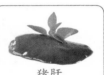
猪肝

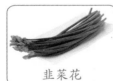
韭菜花

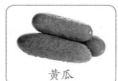
黄瓜

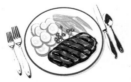

🍳 **做法** ｜ 猪肝切片；何首乌、黑芝麻磨成粉末，加水300克熬至约100克的浓汁，放入猪肝片泡2~4小时；黄瓜切片，韭菜花切段。锅入油烧至五六成热时，放入肝片翻炒，倒入黄瓜片、韭菜花段、盐、味精、少许何首乌浓汁、枸杞快速翻炒3~5分钟，炒匀即成。

🔒 **用法** ｜ 每周宜服用2~3次。

🎵 **润发原理** ｜ 何首乌、黑芝麻乌发养颜，枸杞养肝护肾，本方对头发干枯、早白、早脱均有效。

# 黑豆益母草瘦肉粥

【来源】民间偏方

**材料** | 瘦肉250克，黑豆50克，益母草20克，枸杞10克，大米200克

**调料** | 盐、鸡精各5克

**做法** | 大米洗净泡发；瘦肉洗净，切片，汆水；黑豆、枸杞洗净，浸泡；益母草洗净。将大米入沸水锅中，放入瘦肉片、黑豆、枸杞慢炖2小时。放入益母草炖至粥成，调入盐和鸡精即可。

**用法** | 每周食用2~3次。

**润发原理** | 《本草纲目·拾遗》指出，吃黑豆"能益精补髓，壮力润肌，发白后黑，久则转老为少，终其身无病"。本方能养颜润发。

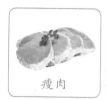
瘦肉

黑豆

益母草

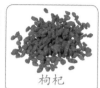
枸杞

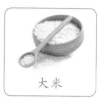
大米

# 核桃排骨何首乌汤

【来源】民间偏方

**材料** | 排骨200克，核桃100克，何首乌40克，当归15克，熟地15克，枸杞20克

**调料** | 盐适量

**做法** | 排骨洗净，剁成大块，汆烫后捞起备用。核桃、何首乌、当归、熟地均洗净，放入砂锅中，放入排骨块和适量水，用小火煲3小时，加入枸杞续炖5分钟，起锅前加盐调味即可食用。

**用法** | 每周食用2~3次。

**润发原理** | 核桃、何首乌补肝益肾，能乌发养颜；当归、熟地补血活血。本方能有效滋润秀发。

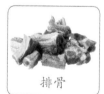
排骨

核桃

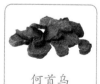
何首乌

当归

熟地

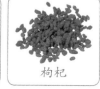
枸杞

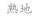

## 维生素E发膜 ———————————●【来源】民间偏方

🍊 材料｜维生素E 3粒，鸡蛋1
个，橄榄油适量

维生素E

鸡蛋

橄榄油

✋ 做法｜鸡蛋磕开取蛋清，维生素E胶囊用针扎破，将药汁与蛋清、橄榄油混匀，敷在清洗干净的头发上，戴上浴帽，敷热毛巾，5分钟左右洗净，可使头发更柔软，更有光泽。

🎵 润发原理｜蛋清里富含蛋白质，可以使干燥的头发、肌肤变得更加滋润和富有营养，使头发和肌肤更润泽，特别适合干性发质的人使用。

## 橄榄油护发 ———————————●【来源】民间偏方

🍊 材料｜橄榄油适量

橄榄油

✋ 做法｜在洗头之前，把橄榄油滴在梳子上，然后用梳子梳头发，把橄榄油均匀地涂到头发上，注意不要弄到头皮上，然后用热毛巾敷一会儿，再洗头。

🎵 润发原理｜橄榄油含有B族维生素和维生素E，可滋润头发，使头发乌亮而有光泽，还可防止脱发、干燥及发梢开叉。

## 橄榄油蜂蜜发膜 ———————————●【来源】民间偏方

🍊 材料｜橄榄油、蜂蜜各适量

橄榄油

蜂蜜

✋ 做法｜将半杯橄榄油和一杯蜂蜜混合，用力搅拌均匀，放置两天后即可使用。用时将混合液涂抹在头上，用梳子轻轻梳头发，使每根头发充分接触，之后，用塑料罩罩住头发，使混合液充分渗透；半小时后洗去即可。

🎵 润发原理｜橄榄油富含维生素，可滋养头发；蜂蜜能抗氧化、防衰老，促进头皮新陈代谢。两者结合，能有效改善发质，滋润头发。

# 蛋黄混醋法

【来源】民间偏方

🍊 材料｜鸡蛋1个，醋适量

鸡蛋

醋

✋ 做法｜鸡蛋取蛋黄，头发洗净后，在蛋黄中调入少量醋，搅拌使其充分混合，顺着发丝慢慢涂抹，用热毛巾包10~20分钟，再用清水洗净。

🔥 润发原理｜醋对皮肤、头发能起到很好的保护作用，有生发、美容、降压、减肥的功效；蛋黄富含高蛋白。长期做这样的保养，头发干枯或发质较硬的情况会得到明显改善。

# 蛋黄涂抹法

【来源】民间偏方

🍊 材料｜鸡蛋1个

鸡蛋

✋ 做法｜鸡蛋磕开取蛋黄，头发洗净，把生蛋黄加水稀释，再将蛋黄水涂抹在头发上，隔一段时间等蛋黄水完全渗透到头皮之后，再用洗发水将蛋黄洗掉。

🔥 润发原理｜蛋黄中有宝贵的维生素A、维生素D、维生素E、维生素K以及B族维生素，可以预防烂嘴角、舌炎、头发干枯等病症，是一种天然的护发品。

# 啤酒润发法

【来源】民间偏方

🍊 材料｜啤酒适量

啤酒

✋ 做法｜先将头发洗净、擦干，取适量啤酒均匀地抹在头发上，做一些手部按摩使啤酒渗透头发根部。15分钟后用清水洗净头发，再用木梳或牛角梳梳顺头发。

🔥 润发原理｜啤酒中含有大麦精华，用啤酒涂搽头发，不仅可以起到保护头发的作用，而且还可促进毛发的生长。这是因为啤酒中的营养成分对防止头发干枯及脱落都有很好的功效。

头皮与脸部皮肤是紧紧相连的。油性皮肤的人，一般头皮的油脂腺分泌也比较旺盛，分泌物是油脂和含脂肪的物质，并迅速地遍布每一丝头发的根部。所以，油性头发的人即使刚洗过头发不久，就又变得油油的了。因此，想要摆脱油腻头发，还需要注重对头皮的养护。

## 金银花绿豆粥

【来源】《东医宝鉴》

**材料**｜金银花10克，绿豆50克，粳米80克

金银花

绿豆

粳米

**做法**｜金银花洗净；绿豆洗净，浸泡2小时；粳米泡发洗净。将适量清水、金银花、绿豆和粳米一同入锅，熬煮成粥。

**用法**｜每日当作晚餐食用。

**去油原理**｜金银花、绿豆均能清热解毒，帮助身体排出毒素，从身体内部来调节，缓解皮肤及头发油腻的状况。

## 茯苓生姜粥

【来源】民间偏方

**材料**｜茯苓20克，粳米80克，生姜10克

茯苓

粳米

生姜

**做法**｜茯苓研粉，生姜切碎，与粳米一起放入砂锅内，用文火煮成粥。

**用法**｜当作早餐食用即可。

**去油原理**｜茯苓具有补脾益心、宁心安神的作用，还能运化水湿、祛除痰饮；生姜也是祛痰的好帮手。因此，本方非常适宜痰多而油腻发质者食用。

# 苦瓜桑叶汤

【来源】民间偏方

- **材料**｜苦瓜1条，枸杞9克，薄荷3克，菊花3克，桑叶9克
- **调料**｜盐适量
- **做法**｜苦瓜洗净，切块；枸杞、薄荷、菊花、桑叶分别洗净，和苦瓜一起放入砂锅中，加适量水，煮炖至熟，最后加盐调味即可。
- **用法**｜佐餐食用。
- **去油原理**｜苦瓜含有一种具有抗氧化作用的物质，这种物质可以强化毛细血管，促进血液循环。桑叶具有清热解暑、消肿解毒的功效。本方能缓解头发油腻。

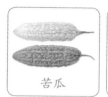

苦瓜

枸杞

薄荷

菊花

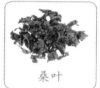

桑叶

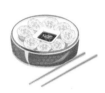

# 红豆薏米炖鹌鹑

【来源】民间偏方

- **材料**｜鹌鹑2只，猪肉100克，红豆25克，薏米、芡实各12克，生姜3片
- **调料**｜盐、味精各适量
- **做法**｜鹌鹑洗净，斩块；猪肉洗净，切条；红豆、薏米、芡实分别洗净。将所有材料放进炖盅，加1碗半沸水，再放入生姜片，把炖盅盖上，隔水炖。待食材熟后，趁热加入适量盐、味精调味即可。
- **用法**｜每周食用2次。
- **去油原理**｜本方清热祛湿，可有效改善头发油腻。

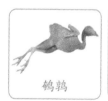

鹌鹑

猪肉

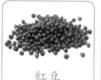

红豆

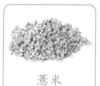

薏米

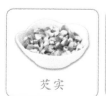

芡实

生姜

## 淘米水洗头法

【来源】民间偏方

**材料** ｜ 淘米水、橄榄油各适量

淘米水

橄榄油

**做法** ｜ 淘米时，把第二次淘米水收集起来洗头发，洗完后涂上适量橄榄油，轻柔按摩头皮，再用洗发水洗净头发即可。

**去油原理** ｜ 淘米水有清热凉血、除污去垢的作用，有时中医制药时也会使用淘米水吸取药材中所含的油脂，或是减弱药物的一些辛燥气味以及滑肠作用。此外，淘米水还具有调理脾胃、增进饮食的作用。

## 米醋粉水方

【来源】民间偏方

**材料** ｜ 米醋、面粉各适量

面粉

米醋

**做法** ｜ 先用汤勺舀2～3勺面粉放入盆里，放入2勺米醋，搅拌均匀，倒入开水搅拌匀，将面粉疙瘩滤出。待水温稍冷却，把头发放入温水中洗头，并充分揉搓头皮，最后用清水洗一遍即可。

**去油原理** ｜ 米醋中含有醋酸，是一种天然的弱酸性溶液，可有效去除头发油腻。

## 啤酒洗头法

【来源】民间偏方

**材料** ｜ 啤酒1瓶

啤酒

**做法** ｜ 将啤酒倒入盆内，用温水洗头后，将啤酒反复冲在头发上，配合适当按摩，完成后用毛巾稍擦干，包上保鲜膜，带上浴帽。待20分钟后将头发洗净，擦上护发素按摩抓匀，再冲洗净即可。

**去油原理** ｜ 啤酒洗头可以很好地去油腻和去头皮屑，按摩可以帮助头皮调整到健康状态，扩张皮肤内的毛细血管，从而加速头皮的新陈代谢，缓解油腻状况。

中长发女性最常出现头发分叉的问题，因此，护发产品的使用成为了必不可少的环节。去理发店的时候，发型师也会极力建议您做焗油等护发工作，但这可是一笔不小的开支。想要让美发不花钱，不妨来学习下面的护发小偏方。

## 西红柿牛奶发膜
【来源】民间偏方

**材料** | 西红柿1个，鲜奶半杯，小麦粉适量

西红柿

鲜奶

小麦粉

**做法** | 西红柿洗净去蒂，搅打成泥。将鲜奶倒入西红柿泥中，搅拌均匀。加入2勺小麦粉，调匀即可。

**用法** | 洗净头发后，用毛巾吸去多余水分。将发膜涂在头发上，充分地按摩头皮。用热毛巾将头发包起，套上浴帽。15分钟后洗净头发即可。

**润发原理** | 本方可以恢复头发的天然光泽，除异味。

## 橄榄油绿豆方
【来源】民间偏方

**材料** | 橄榄油3汤匙，绿豆50克

橄榄油

绿豆

**做法** | 将橄榄油涂在头发及头皮上，用手指头轻轻按摩约3分钟；把绿豆磨成粉，抹在头发上待2分钟后用温水洗净。

**用法** | 每周2～3次。

**润发原理** | 本方对头发干枯易打结、开叉有效。

# 蜂蜜酸奶调理发膜

【来源】民间偏方

🍊 **材料**｜蜂蜜4大勺，鲜奶、酸奶各小半杯

蜂蜜

鲜奶

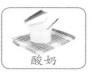
酸奶

🍳 **做法**｜将鲜奶和酸奶混合，倒入蜂蜜并搅拌均匀。将制好的发膜放入冰箱，冰镇10分钟，取出，再搅拌一次即可使用。

🧴 **用法**｜洗净头发后，用毛巾轻轻包住发梢，吸走水分。将发膜涂于发上，充分按摩头皮。用热毛巾将头发包起，套上浴帽，20分钟后洗净即可。

💧 **润发原理**｜本方可改善日晒或染发后的脆弱发质，使秀发恢复光泽。

# 大蒜米酒按摩法

【来源】民间偏方

🍊 **材料**｜大蒜100克，米酒2杯

大蒜

米酒

🍳 **做法**｜米酒煮沸后放入去皮切粒的大蒜浸泡半小时。把大蒜和米酒的混合液涂满头发并按摩头皮，包上热毛巾闷30分钟后洗净头发即可。

🧴 **用法**｜每周2~3次。

💧 **润发原理**｜本方对干性、易断裂头发有良好疗效。

# 草莓牛奶发膜

【来源】民间偏方

🍊 **材料**｜草莓5颗，维生素E胶囊2粒，小半杯鲜奶

草莓

维生素E胶囊

鲜奶

🍳 **做法**｜草莓洗净去蒂，捣碎成泥；把维生素E胶囊刺破，将药汁挤进草莓泥中。缓缓倒入鲜奶，搅拌均匀即可。

🧴 **用法**｜洗净头发后，用毛巾吸至半干。将发膜涂在头发上，充分地按摩头皮。用热毛巾将头发包起，套上浴帽，15~20分钟后洗净头发即可。

💧 **润发原理**｜本方可有效保养头皮、滋润发根，促进头发良好生长。

# 香蕉酸奶发膜

【来源】民间偏方

🍊 **材料** | 香蕉半根，酸奶10克，卵磷脂1/8茶匙，牛奶1茶匙，蜂蜜1茶匙，麦芽糖1茶匙

🍲 **做法** | 把所有材料放到搅拌机中搅拌成泥，然后倒入碗中即可。

🗄 **用法** | 用一把旧发刷把发膜从上往下刷在湿的头发上，停留45分钟后洗掉，再用洗发水洗净即可。

🍵 **润发原理** | 本方富含钾、维生素A和B族维生素，可以增加头发的湿度，保持头发的弹性，并修复受损发质。

香蕉

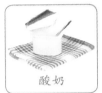
酸奶

卵磷脂

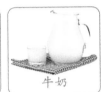
牛奶

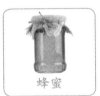
蜂蜜

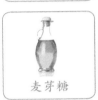
麦芽糖

# 核桃仁芝麻乳鸽汤

【来源】民间偏方

🍊 **材料** | 乳鸽1只，核桃仁70克，黑芝麻、红枣、枸杞各适量

🍊 **材料** | 盐、鸡精各3克

🍲 **做法** | 乳鸽洗净，入开水锅中余烫后捞出；红枣洗净，切开去核；黑芝麻洗净。将乳鸽、红枣放进砂锅，注入清水，大火烧沸，放入核桃仁，小火煲1.5小时。加盐和鸡精调味，加入枸杞，撒上黑芝麻即可。

🗄 **用法** | 每周食用2次。

🍵 **润发原理** | 乳鸽、红枣补血益气，核桃仁、黑芝麻滋补肝肾。本方能有效滋养秀发，改善发质，防止分叉。

乳鸽

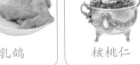
核桃仁

黑芝麻

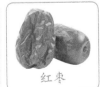
红枣

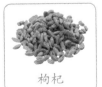
枸杞

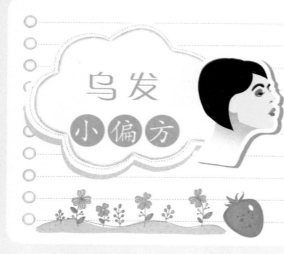

乌发 小偏方

在生活中，我们可以看到有许多女性发质枯黄，即使没有染发，也像染过一样。还有些人才30多岁，发间就隐约藏有白色的星星点点，这让女性朋友烦恼至极。因此，学会如何保护头发，才是拥有健康亮泽头发的第一步。本节提供多个乌发小偏方，帮助秀发恢复乌黑亮泽。

## 芝麻糊

【来源】民间偏方

🍵 材料 | 白芝麻、黑芝麻各100克
🥄 调料 | 冰糖适量

白芝麻

黑芝麻

🍲 做法 | 将白芝麻和黑芝麻分别磨成粉。将白芝麻粉、黑芝麻粉放入锅中，再加适量清水煮成稠状，最后加适量冰糖，煮至冰糖溶化即可食用。

🍶 用法 | 早晚分食。

🎵 乌发原理 | 黑芝麻、白芝麻均有补益肝肾的功效，可以滋养秀发、改善白发，避免断裂、头发干燥等情形。

## 雪梨黑豆汤

【来源】民间偏方

🍊 材料 | 雪梨2个，黑豆30克

雪梨

黑豆

🍲 做法 | 雪梨洗净，切片；黑豆洗净，与雪梨片、适量水一起放入锅内旺火煮开后，微火炖至烂熟即可。

🍶 用法 | 吃梨喝汤，每日2次。

🎵 乌发原理 | 黑豆补肝益肾，雪梨滋阴润肺。本方滋养肝脏，有效改善阴肺亏损所致的毛发色白。

# 何首乌茶

【来源】民间偏方

🍵 **材料** ｜ 何首乌20克

何首乌

🍲 **做法** ｜ 何首乌冲洗一遍，加适量水煎煮10分钟，倒入杯中即可饮用。

🫖 **用法** ｜ 代茶饮用。

🎵 **乌发原理** ｜ 何首乌具有补益精血、乌须发、强筋骨、补肝肾的功效，能有效改善头发早白。

# 何首乌煲鸡蛋

【来源】民间偏方

🍵 **材料** ｜ 何首乌60克，鸡蛋2个

何首乌

鸡蛋

🍲 **做法** ｜ 鸡蛋冲洗干净，与何首乌一起加水同煮，待鸡蛋熟后，去壳取蛋再煮约5分钟即可。

🫖 **用法** ｜ 吃蛋饮汤，每日2次。

🎵 **乌发原理** ｜ 本方适用于血虚体弱引起的须发早白、脱发过多、未老先衰，对"虚不受补"者疗效更佳。

# 花生红枣汤

【来源】民间偏方

🍵 **材料** ｜ 花生100克，红枣10枚

🍵 **调料** ｜ 红糖适量

红枣

花生

🍲 **做法** ｜ 花生米放温水中浸泡半小时，与红枣同放入锅内，加入泡花生米的水，小火煎煮约半小时，加入适量红糖即成。

🫖 **用法** ｜ 每日饮3次，饮汤食枣。

🎵 **乌发原理** ｜ 此方有养血补血之效，适于身体虚弱者的生发、乌发。

# 乌发蛋

【来源】民间偏方

材料 | 何首乌150克，鸡蛋3个，枸杞20克，红枣6个，黑芝麻适量

调料 | 葱段、姜片、盐各适量

做法 | 将何首乌、红枣、枸杞洗干净，与鸡蛋一起放入锅内，加入适量的水，再放入红枣、葱段、姜片、盐、黑芝麻。将锅放在大火上煮沸后转用小火慢煮10分钟，取出鸡蛋剥皮后再放入小锅内小火煮3分钟即可。

用法 | 每日早饭前将鸡蛋和汤吃掉。

乌发原理 | 本方补益肝肾、补血养血，可使头发变黑、发亮。

何首乌

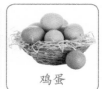
鸡蛋

枸杞

红枣

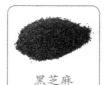
黑芝麻

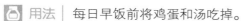

# 乌发粥

【来源】民间偏方

材料 | 大羊脊骨1具，羊肾1具，芝麻50克，糯米50克，红枣10个

调料 | 红糖适量

做法 | 先将大羊脊骨剁块下开水锅汆烫后，用温火煮20分钟，捞出羊骨留下原汁，加入切碎的羊肾、芝麻、糯米、红枣、红糖，温火煮至粥成即可。

用法 | 早晚各吃1碗。

乌发原理 | 本方补益气血、养肝护肾，长期食用，能使头发变得乌黑、光泽、发亮。

大羊脊骨

羊肾

芝麻

糯米

红枣

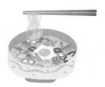

# 椰盅乌鸡汤

【来源】民间偏方

- **材料** ｜ 乌鸡300克，板栗、山药、枸杞各适量，椰子1个
- **调料** ｜ 盐3克
- **做法** ｜ 乌鸡洗净，斩件，氽水；板栗去壳；山药洗净去皮，切块；枸杞洗净，浸泡。椰子洗净，顶部切开，倒出椰汁，留壳备用。将乌鸡、板栗、山药、枸杞放入锅中，加椰汁慢炖2小时，调入盐即可。
- **用法** ｜ 每周食用2次。
- **乌发原理** ｜ 本方中乌鸡、板栗、山药、枸杞搭配，补肝益肾、抗衰老，能使头发乌黑亮泽。

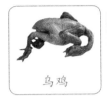
乌鸡

板栗

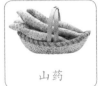
山药

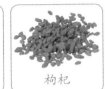
枸杞

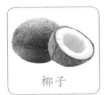
椰子

# 黑豆莲藕猪蹄汤

【来源】民间偏方

- **材料** ｜ 黑豆100克，莲藕300克，陈皮10克，猪蹄1只，红枣4颗
- **调料** ｜ 盐少许
- **做法** ｜ 莲藕洗净，去皮切块；猪蹄斩块，入开水中煮5分钟后捞起，用清水洗净；黑豆入水中浸泡后，沥干；陈皮、红枣分别用清水洗净。以上材料均放入砂锅中，加入清水，大火煲开后，转小火煲至熟，加盐调味即成。
- **用法** ｜ 每周食用2次。
- **乌发原理** ｜ 本方能有效改善发质，滋养秀发，使头发乌黑亮泽。

黑豆

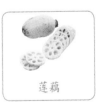
莲藕

陈皮

猪蹄

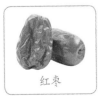
红枣

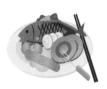

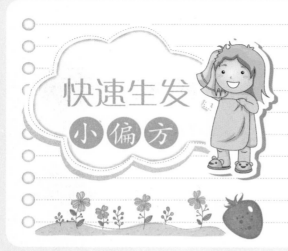

快速生发
小偏方

您是不是发现自己莫名其妙掉发，但是却不见它再长？头发也是身体的一面镜子，生长速度以及发质都决定于您的身体状况。要想头发生长得快，先得让您的身体营养充沛，您的头发必然快速生长，并以闪亮柔顺的发质当作回馈。

## 啤酒外搽法
【来源】民间偏方

材料｜啤酒适量

啤酒

做法｜先将头发洗净、擦干，再将啤酒均匀地搽在头发上，适当按摩使啤酒渗透头发根部。15分钟后用清水洗净。

用法｜每周使用1次。

功效｜啤酒中的营养成分对防止头发干枯脱落有很好的治疗效果，还可以使头发光亮。

## 核桃仁黑芝麻糊
【来源】民间偏方

材料｜核桃仁、黑芝麻各200克

核桃仁

黑芝麻

做法｜将核桃仁和黑芝麻均磨成粉，混合均匀，装入密封袋中。用时取30克，用200毫升开水冲泡，搅拌成糊食用。

用法｜每日早晚各食用1次。

功效｜核桃仁黑芝麻糊可补肾填精、益气补血，能有效促进头发生长，维持发质健康。

# 黑豆腰果核桃粥

【来源】民间偏方

**材料** | 黑豆50克，红豆、腰果、核桃各30克，大米200克

**调料** | 冰糖15克

**做法** | 锅中加入约1000毫升清水，将洗好的大米、红豆、核桃、腰果和泡发好的黑豆依次倒入锅中，搅拌均匀，用大火将水烧开，转成小火再煮约20分钟至黑豆熟软，再把冰糖倒入锅中，轻轻搅拌片刻，煮约2分钟至冰糖完全溶化，煮至粥成即可。

**用法** | 每日坚持食用。

**功效** | 本方含丰富的蛋白质，能促进头皮新陈代谢，加速头发生长。

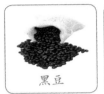
黑豆

红豆

腰果

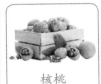
核桃

大米

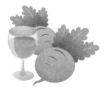

# 松仁炒韭菜

【来源】民间偏方

**材料** | 韭菜120克，松仁80克，胡萝卜45克，玉米粒30克

**调料** | 盐、鸡精各2克，食用油适量

**做法** | 韭菜洗净切段；胡萝卜切成小丁，胡萝卜丁放入开水中煮至其断生后捞出。油锅烧至三成热，倒入松仁，略炸至松仁熟透后捞出，沥干油。锅底留油烧热，倒入玉米粒、胡萝卜丁、韭菜段翻炒，加盐、鸡精调味，倒入松仁，快速翻炒至食材熟透即成。

**用法** | 每日坚持食用。

**功效** | 本方有助于补充丰富的维生素和矿物质，促进头发生长。

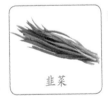
韭菜

松仁

胡萝卜

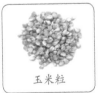
玉米粒

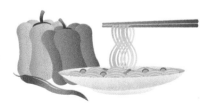

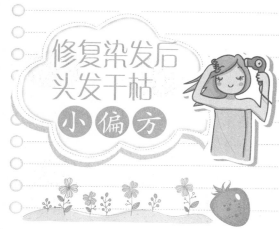

# 修复染发后头发干枯小偏方

美丽从头开始，于是爱美女士们酷爱通过烫发染发来改变自己的形象。烫发染发极易导致发质受损，使头发因失去水分和油脂的滋润而干枯易折断，甚至发尾出现分叉现象。所以应尽量减少染发、烫发的次数，注重护理，同时注意调配饮食，改善机体的营养状态，拯救干枯的头发。

## 小米海参粥
【来源】民间偏方

小米

海参

枸杞

**材料** | 小米200克，海参150克，枸杞适量

**调料** | 葱花、姜丝各少许，盐、鸡粉各2克

**做法** | 小米泡发；海参洗净，切条；枸杞洗净。砂锅中注水烧开，倒入水发小米，用小火煮至小米熟软。下入少许姜丝和枸杞，倒入海参条，用小火煮10分钟，放入调味料调味，撒少许葱花即可。

**用法** | 当晚餐食用，每日坚持。

**功效** | 本方中海参含碘量很高，可以使头发更乌黑、润泽；小米补气益血；枸杞补肝益肾，抗衰老。本品可滋养头发，改善受损发质。

## 荠菜包
【来源】民间偏方

**材料** | 荠菜100克，面粉适量

**调料** | 盐、鸡精、酵母各适量

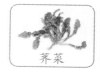
荠菜

面粉

**做法** | 荠菜洗净，用沸水焯一下，捞起后切成末，加盐、鸡精拌成馅；用酵母将面粉发好，取大小适中的面团擀成皮，包上荠菜馅，做成菜包，上笼蒸熟即可。

**用法** | 可作为主食，也可佐餐食用。

**功效** | 荠菜有清热解毒、凉血止血的作用，对防止头发早白十分有益，可以有效解决头发干枯的问题。

## 蜜枣核桃羹 　　　　　　　　　　　　　　　　　　　●【来源】民间偏方

🍵 材料 ｜ 蜜枣200克，核桃仁100克

🍯 调料 ｜ 白糖适量

蜜枣

核桃仁

🍲 做法 ｜ 先将蜜枣去核，洗净，沥干水分后与核桃仁一起下入锅中，加适量清水，用小火炖煮；待汤羹黏稠、核桃绵软，加入白糖调味即成。

🫗 用法 ｜ 直接食用，每天1次，长期坚持。

🎵 功效 ｜ 核桃既能润肠通便，又能补血黑须发，蜜枣能补肺润燥，所以此方可从根本上改善头发干枯的状况。

## 核桃粥 　　　　　　　　　　　　　　　　　　　　●【来源】民间偏方

🍵 材料 ｜ 核桃仁30克，糙米120克

🍯 调料 ｜ 白糖6克

核桃仁

糙米

🍲 做法 ｜ 核桃仁压碎，汤锅中注水烧热，倒入洗净的糙米拌匀，煮至熟软，倒入核桃仁，用小火煮10分钟，加入适量白糖即可。

🫗 用法 ｜ 每日早晚食用。

🎵 功效 ｜ 核桃仁中油脂的含量较高，能有效地润泽肌肤、滋养头发，对改善头发干燥、易断等不良状况有显著效果。

## 奶汁猴头菇 　　　　　　　　　　　　　　　　　　●【来源】民间偏方

🍵 材料 ｜ 猴头菇150克，纯牛奶适量

🍯 调料 ｜ 盐、鸡精、高汤、水淀粉各适量

猴头菇

纯牛奶

🍲 做法 ｜ 先将猴头菇洗净，切成片，下入沸水中煮熟。然后在锅内放适量纯牛奶和高汤，用盐和鸡精调味后，放入猴头菇片，煮开后用水淀粉勾薄芡即成。

🫗 用法 ｜ 吃菇喝汤，每日1次。

🎵 功效 ｜ 猴头菇也是出色的美发食品，配合滋润护发的牛奶，对干枯的头发有很好的滋养作用。

# 橄榄油养护法

【来源】民间偏方

**材料** | 橄榄油、护发素各适量

橄榄油

护发素

**做法** | 把橄榄油和护发素混合在一起。用洗发水洗完第一遍后，用毛巾把头发稍微擦干，然后把调制的混合物涂在头发上，然后用热毛巾包着，10分钟后，再换热毛巾包一次，然后洗掉。

**用法** | 每周使用2次。

**功效** | 本方适合干枯蓬松毛糙的头发。

# 海苔甘油发膜

【来源】民间偏方

**材料** | 海苔、甘油各适量

海苔

甘油

**做法** | 将海苔撕碎后放入水中浸泡2小时捞出，蒸锅中加少量水，放入海苔，小火蒸至黏稠，然后倒入甘油搅拌均匀。

**用法** | 头发洗净擦干后，取发膜涂于发梢，顺着发丝生长的方向轻轻按摩，用皮筋扎好后戴上浴帽，半小时后洗去。

**功效** | 本方温和滋润，能有效修复干枯分叉的头发。

# 补肾养发膏

【来源】民间偏方

**材料** | 肉苁蓉、菟丝子、生地黄各100克

肉苁蓉

菟丝子

生地黄

**做法** | 将肉苁蓉、菟丝子、生地黄三味药用慢火熬成膏，制成梧桐子大的药丸。

**用法** | 每日2次，每次30～50丸，饭前服用，用温酒或盐开水送服。

**功效** | 肉苁蓉、菟丝子、生地黄可滋补肝肾、滋阴养血，有效解决头发干枯分叉、掉发等问题。

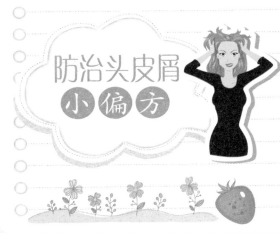

头皮屑是一种由真菌引起的皮肤病。真菌在头皮上的大量繁殖引起头皮角质层的过度增生，从而促使角质层细胞以白色或灰色鳞屑的形式异常脱落，这种脱落的鳞屑即为头皮屑。从健康程度上来讲，虽是小问题，但却会为美丽减分，所以，对于爱美的女性来说，头屑是绝对不能有的。下面这些小方法既简单又适用，不妨试试。

## 菠菜粥 【来源】民间偏方

🥘 **材料**｜菠菜50克，大米50克

菠菜

大米

🍲 **做法**｜将菠菜洗净，煮去涩味，切段备用；再将白米淘净，放入锅内，加上适量的水熬至米熟汤稠，再将菠菜段放入粥内，继续熬至粥成。

🧴 **用法**｜空腹时服用，每日1次。

🎵 **功效**｜菠菜具有通便清热、理气补血、防病抗衰等功效。本方适合血虚风燥型的头皮屑患者食用。

## 绿豆薏米汤 【来源】民间偏方

🥘 **材料**｜薏米200克，绿豆50克

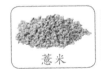
薏米

绿豆

🍲 **做法**｜将薏米洗净，放入清水浸泡2小时至泡软，绿豆洗净，与薏米一起放入锅中，加入适量清水，以大火煮沸，转小火煮至食材熟烂即可食用。

🧴 **用法**｜每日1次。

🎵 **功效**｜薏米健脾利湿，绿豆清热解毒。本方适合"湿热内蕴型"的头皮屑患者食用。

# 苹果醋汁 〜〜〜〜〜〜〜〜〜〜〜〜〜〜〜〜〜〜● 【来源】民间偏方

🍊 材料 | 苹果1个，米醋2汤匙

苹果

米醋

🍲 做法 | 将苹果榨汁后，与米醋一起倒入盆中充分混合。先用洗发水把头发洗干净，然后将洗净的头发放入盛有苹果醋汁的脸盆中，以梳子蘸取苹果醋汁来梳理头发，最后用洗发水清洗干净。

🎵 功效 | 苹果汁与米醋可以有效吸收头发中过多的油脂，因此可调节头皮的油脂分泌，起到去油去屑的作用。

# 啤酒去屑法 〜〜〜〜〜〜〜〜〜〜〜〜〜〜〜〜〜● 【来源】民间偏方

🍊 材料 | 啤酒适量

啤酒

🍲 做法 | 先用啤酒将头发弄湿，保持15～30分钟，并不断揉搓头皮，然后用温水冲洗，最后用普通洗发液洗净。每日1～2次，连用4～5次即可除去头屑，止痒。

🎵 功效 | 啤酒可以很好地缓解头皮瘙痒、头屑过多的状况，还可润泽头发，同时啤酒的营养成分可以促使头发生长，防止头发干枯脱落。

# 桑白皮煎药液 〜〜〜〜〜〜〜〜〜〜〜〜〜〜〜〜● 【来源】民间偏方

🍊 材料 | 桑白皮50克

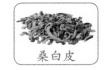
桑白皮

🍲 做法 | 将桑白皮用清水略微冲洗，洗去杂质，放入锅中，加适量水，用大火煮沸，转小火煎煮，煎取药液2500毫升洗头即可。

🍶 用法 | 每周1次。

🎵 功效 | 桑白皮具有抗炎抗菌的作用，本方可有效去头皮屑，防脱发。

# 皂角去屑法 〜〜〜〜〜〜〜〜〜〜〜〜〜●【来源】民间偏方

**材料** 皂角50克

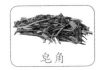
皂角

**做法** 将皂角洗净后放入锅中，加适量水，煎取500毫升汁液。先用温热水洗去头上灰尘及油脂，再用皂角液洗2遍，然后用清水冲洗干净。

**用法** 每周2次，连洗数周。

**功效** 皂角中所含有的皂苷素是三萜烯类和低聚糖，有消炎、抗溃疡、抗病变的效果。用皂角洗头的方法从古时就有，能帮助对抗头皮屑。

# 菊花叶 〜〜〜〜〜〜〜〜〜〜〜〜●【来源】民间偏方

**材料** 菊花叶40片

菊花叶

**做法** 将菊花叶洗净，放入锅中，加入适量的清水煎煮，取汁液，然后放入瓶中保存。使用时，直接用这种汁液来清洗、按摩头皮即可。

**用法** 每周2次，连洗数周。

**功效** 菊花叶中含有特殊的精油成分，用菊花叶煮成的汁液来清洗头发，可以有效抑制头皮屑的生长。

# 洋葱去屑 〜〜〜〜〜〜〜〜〜〜〜〜●【来源】民间偏方

**材料** 新鲜洋葱适量

洋葱

**做法** 选择新鲜的洋葱，洗净后捣烂，然后用干净纱布包好，用来擦拭按摩头皮，要保证洋葱汁可以充分与头皮摩擦。24小时后再用清水洗净。

**用法** 每周使用1次。

**功效** 洋葱中含有大蒜素，有很强的杀菌能力。本方不仅能够去头皮屑，还能止痒。

# 鸡蛋清去屑法

【来源】民间偏方

**材料** | 鸡蛋1个

鸡蛋

**做法** | 鸡蛋磕开，取鸡蛋清，装入碗中，用筷子搅开备用。洗头后将鸡蛋清均匀地浇在头发上，并迅速用两手搓揉，20分钟后用温水洗净。

**用法** | 每周使用1次。

**功效** | 鸡蛋清具有清热解毒和增强皮肤免疫功能的作用，能促进头皮新陈代谢，改善头屑多的状况。

# 黑豆煮水

【来源】民间偏方

**材料** | 黑豆100克

黑豆

**做法** | 将黑豆放入锅中，加入适量的清水煮软，将黑豆过滤掉。用煮好的汤汁来清洗头发即可。

**用法** | 每周使用1次。

**功效** | 本方用黑豆煮水，能清热解毒，可有效抑制头皮屑，防止头皮屑再生。

# 桑叶煎汁

【来源】民间偏方

**材料** | 桑叶50克

桑叶

**做法** | 将桑叶洗净，放入锅中，加适量水，浓煎取汁，倒入脸盆中。待药汁稍凉后，用毛巾蘸药汁洗头部，20分钟后用清水冲净。

**用法** | 每周洗2次。

**功效** | 桑叶能祛风清热、抑菌、抗炎，对防治头皮屑有一定的功效。

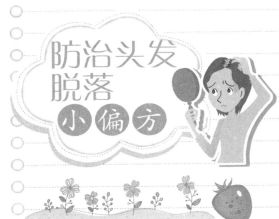

脱发是由多种原因引起的，比如生理性的原因如妊娠、分娩；病理性的原因如伤寒、肺炎、痢疾、贫血及癌肿等都可能引起脱发。另外，用脑过度、营养不良、内分泌失调等也可能引起脱发。中医认为，脱发多由肾虚、血虚，不能上荣于毛发，或血热风燥，湿热上蒸所致。

## 何首乌粥

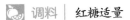

● 【来源】民间偏方

材料｜何首乌60克，粳米100克，红枣5枚

调料｜红糖适量

何首乌　　粳米　　红枣

做法｜用清水将何首乌冲洗干净，放入锅中，加水煎煮，取浓汁去渣。红枣洗净去核，粳米洗净，一同入锅，倒入何首乌汁、红糖，煮至粥成即可。

用法｜每日服用1～2次。

功效｜何首乌有养血滋阴、补肝益肾、益精血、乌须发的功效；粳米、红枣补脾益气。本方对脱发有良好效果。

## 鲜蘑菇首乌汤

● 【来源】民间偏方

材料｜鲜蘑菇100克，黄瓜100克，何首乌10克

调料｜鸡汤、盐各适量

鲜蘑菇　　黄瓜　　何首乌

做法｜将鲜蘑菇洗净，切成片；黄瓜洗净，切成片；鸡汤烧开，加入何首乌煮10分钟，捞出药渣，放入鲜蘑菇片、黄瓜片，加盐调味即可食用。

用法｜每周洗2次。

功效｜本方能生发、乌发，对脂溢性脱发有一定食疗效果。

# 核桃杏仁糊 ———————————————— 【来源】民间偏方

🍎 **材料** │ 核桃仁、杏仁各200克

核桃仁

杏仁

🍳 **做法** │ 核桃仁和杏仁分别磨成粉状，装入密封袋中。食用时取30克，用开水冲泡后食用。

🧴 **用法** │ 每日早晚食用。

🎵 **功效** │ 核桃仁补肝益肾；杏仁中含有丰富的维生素E和锌，可以降低胆固醇，是有效缓解脱发、掉发的超级食品。本方可有效预防和辅助治疗脱发。

# 生姜擦拭 ———————————————— 【来源】民间偏方

🍎 **材料** │ 生姜适量

生姜

🍳 **做法** │ 把生姜洗净切成片，然后在脱发处反复擦拭即可。

🧴 **用法** │ 每天坚持2～3次。

🎵 **功效** │ 生姜中所含的成分会对头皮产生刺激作用，促进脱发部位头皮的血液循环，对斑秃、脂溢性脱发引起的暂时性毛囊闭合有一定的效果。

# 陈醋水洗头 ———————————————— 【来源】民间偏方

🍎 **材料** │ 陈醋100毫升

陈醋

🍳 **做法** │ 锅洗净，放入陈醋，加水500毫升，烧热洗头。

🧴 **用法** │ 每日1次。

🎵 **功效** │ 醋除了含有大量的醋酸外，还含有钙、铁、葡萄酸、乳酸、甘油、脂肪酸和盐类等物质，能杀菌止痒。本方主治头发脱落、头屑多、头皮痒。

## 陈醋鸡蛋

【来源】民间偏方

**材料**　陈醋120毫升，鸡蛋1个

陈醋

鸡蛋

**做法**　锅中放入陈醋，大火煮沸，冷却后打入鸡蛋调匀，倒入瓶内密封7天。用棉签蘸取混合液涂擦患处即可。

**用法**　每日数次。

**功效**　陈醋杀菌止痒；鸡蛋中所含的泛酸，有促进毛发再生、防止发痒和脱发的作用。本方能治疗脱发、斑秃。

## 双黄粉

【来源】民间偏方

**材料**　雄黄30克，硫黄60克，猪油适量

雄黄

硫黄

猪油

**做法**　将雄黄、硫黄共研为细末，与猪油混合调匀，外敷患处，用力揉擦患处即可。

**用法**　每日1次。

**功效**　雄黄抗菌消炎，硫黄有溶解角质、杀疥虫、杀菌、杀真菌的作用。本方能治疗脱发、斑秃。

## 鸡蛋黄油

【来源】民间偏方

**材料**　鸡蛋适量

鸡蛋

**做法**　鸡蛋带壳煮熟，取出蛋黄，放在铁锅内煎，煎出蛋黄油，备用，涂擦患处即可。

**用法**　每日涂擦数次。

**功效**　鸡蛋中含有人体所需的全部必需氨基酸，为完全蛋白质，是人体皮肤、肌肉、毛发、血浆等组织的主要组成成分，能辅助治疗脱发、斑秃。

## 生发黑豆

【来源】民间偏方

材料｜黑豆500克

调料｜盐少许

黑豆

做法｜将黑豆洗净，放入砂锅中，加入水，以小火熬煮至黑豆饱胀即可。然后取出黑豆，撒少许盐，贮于瓷瓶内。

用法｜每次6克，每日2次，饭后食用，温开水送下。

功效｜黑豆中的微量元素如锌、铜、镁、钼、硒等含量都很高，能有效延缓人体衰老，保养皮肤和毛发。此方具有生发护发之功效。

## 花椒酒

【来源】民间偏方

材料｜白酒250克，花椒适量

白酒

花椒

做法｜将花椒洗净后泡入白酒中，密封7～10天，涂擦于患处。

用法｜每日早晚各1次。

功效｜本方能除湿、杀虫、生发，治病后头发稀疏、脱发。

## 按摩方

【来源】民间偏方

材料｜木梳

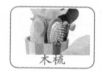
木梳

做法｜用木梳轻轻梳理头发，接触头皮。还需每日睡觉前和次日起床后，将双手十指插入发内，从前额经头顶到后脑揉搓头皮。

用法｜每天2次。

功效｜经常按摩头皮，可改善头皮营养，调节皮脂分泌，促进头皮血液循环，增进局部的新陈代谢。